LA

RADIOGRAPHIE

DANS

LE DIAGNOSTIC DES CALCULS DU REIN

PAR

Le Docteur J.-R. BOURGET

PARIS

C. NAUD, ÉDITEUR

3, RUE RACINE, 3

1903

LA

RADIOGRAPHIE

DANS

LE DIAGNOSTIC DES CALCULS DU REIN

PAR

Le Docteur J.-R. BOURGET

PARIS

C. NAUD, ÉDITEUR

3, RUE RACINE, 3

—

1903

A LA MÉMOIRE DE MON GRAND-PÈRE

A MON PÈRE, A MA MÈRE

A MES SŒURS, A MES BEAUX-FRÈRES

A MES NEVEUX, A MA NIÈCE

A MONSIEUR J.-R. DU MATZ

A MES AMIS

A LA MÉMOIRE DE MON GRAND-PÈRE

A MON PÈRE, A MA MÈRE

A MES SŒURS, A MES BEAUX-FRÈRES

A MES NEVEUX, A MA NIÈCE

A MONSIEUR J.-R. DU MATZ

A MES AMIS

A MONSIEUR LE DOCTEÜR LAUNOIS

PROFESSEUR AGRÉGÉ A LA FACULTÉ
MÉDECIN DE L'HOPITAL TENON

A MON PRÉSIDENT DE THÈSE

MONSIEUR LE PROFESSEUR FÉLIX GUYON

OFFICIER DE LA LÉGION D'HONNEUR
CHIRURGIEN DE L'HOPITAL NECKER
MEMBRE DE L'INSTITUT
MEMBRE DE L'ACADÉMIE DE MÉDECINE

AVANT-PROPOS

La radiographie fait aujourd'hui partie des nombreux procédés d'exploration clinique dont le médecin et le chirurgien peuvent disposer pour établir leur diagnostic. Pendant notre passage dans le service de M. le Pr Guyon à l'hôpital Necker, nous avons pu voir cette méthode appliquée à la recherche des calculs du rein. D'autre part ayant eu l'honneur d'assister à une leçon de notre maître sur ce sujet, nous avons pensé, aidé des conseils de M. le Dr Cathelin, chef de clinique adjoint à l'hôpital Necker, à en faire l'objet de notre thèse inaugurale.

Cette question, surtout discutée dans les sociétés savantes, a donné lieu à un grand nombre de communications, tant en France qu'à l'étranger. Dans un article paru en 1899, dans les *Annales des maladies des organes génito-urinaires*, M. Albarran l'a résumée telle qu'elle était à cette époque. Depuis, aucun travail d'ensemble n'a été fait sur ce sujet ; aussi est-ce le but que nous nous sommes proposé dans cet ouvrage.

Dans un premier chapitre, nous étudierons brièvement les symptômes de la lithiase rénale et les différents moyens qui permettent d'arriver au diagnostic de calcul du rein.

Dans le deuxième chapitre, nous ferons l'historique de la question : nous étudierons les épreuves radiographiques pratiquées, d'abord sur le cadavre *(phase expérimentale scientifique)*, puis sur le vivant *(phase expérimentale clinique)*.

Le troisième chapitre sera consacré à la technique opératoire et à l'étude des différentes notions radiographiques indispensables pour interpréter convenablement une épreuve radiographique.

Enfin, dans un quatrième chapitre, après avoir rapporté un certain nombre d'observations, dont la plupart inédites ont été recueillies dans le service de M. le Pr Guyon à l'hôpital Necker, nous discuterons les résultats obtenus et donnerons les conclusions que nous pouvons en tirer.

Avant d'aborder cette étude, il est un devoir strict autant qu'agréable que nous sommes particulièrement heureux de remplir : c'est de remercier les maîtres à qui nous devons nos connaissances médicales.

Nous devons d'abord adresser un hommage respectueux à la mémoire de MM. les Drs Ferrand, médecin de l'Hôtel-Dieu, et Rendu, médecin de l'hôpital Necker, qui nous initièrent aux difficultés de la clinique médicale.

C'est dans le service de M. le Pr agrégé Tuffier que nous avons fait la plus grande partie de notre éducation chirurgicale. Nous garderons un souvenir admiratif de son enseignement brillant que nous avons suivi avec tant d'intérêt et nous l'assurons de toute notre gratitude.

M. le Dr BILHAUT, chirurgien de l'hôpital international, nous a appris les quelques notions que nous possédons en gynécologie et en orthopédie, nous le remercions bien sincèrement.

M. le Pr PINARD, par ses savantes leçons et ses causeries familières, nous a fait apprécier et aimer l'art obstétrical, nous en garderons un ineffaçable souvenir.

Nous avons pu compléter nos connaissances médicales, d'abord à Saint-Antoine dans le service de M. le Pr HAYEM, puis à l'hôpital des Enfants-Malades dans le service de M. le Dr COMBY. Nous leur adressons le plus reconnaissant souvenir.

Nous avons suivi avec beaucoup d'intérêt l'enseignement de M. le P^r agrégé LAUNOIS, médecin de l'hôpital Tenon. Nous avons toujours trouvé auprès de lui l'accueil le plus bienveillant et l'appui le plus précieux. Il nous a maintes fois prodigué les marques de sa sympathie, aussi nous faisons-nous un devoir de lui exprimer ici notre entière reconnaissance.

MM. les Drs LANCEREAUX, ALBARRAN et ROUTIER ont bien voulu nous donner quelques documents, sur notre sujet; nous leur adressons nos respectueux remerciements.

MM. les Drs LEGUEU, professeur agrégé, PASTEAU, chef de clinique à l'hôpital Necker, nous ont toujours bien accueilli. Ils ont droit à notre reconnaissance.

Auprès de M. le Dr CATHELIN, chef de clinique adjoint à l'hôpital Necker, nous avons trouvé l'accueil le plus amical et les conseils les plus éclairés. Nous lui adressons nos plus affectueux remerciements et le prions de croire à notre entière gratitude.

MM. Contremoulins et Henri du Boistesselin, chef et sous-chef du laboratoire de radiographie à l'hôpital Necker, ont bien voulu nous donner tous les détails techniques et les moyens nécessaires pour mener à bien cette étude ; nous leur adressons nos plus vifs remerciements.

Enfin, nous avons eu l'honneur d'être l'élève de M. le P* Guyon dans sa clinique modèle de l'hôpital Necker. A son école, nous avons appris une chirurgie spéciale, consciencieuse et scientifique en même temps que bienfaisante. Il nous fait le grand honneur d'accepter la présidence de notre thèse, nous le prions d'agréer l'hommage respectueux de notre profonde reconnaissance.

INTRODUCTION

La découverte du Pr Roentgen, de Wurtzbourg, a
ouvert un jour nouveau dans toutes les branches scienti-
fiques et en particulier dans les sciences médicales.

A peine les rayons X étaient-ils nés en effet que la
médecine leur demandait, soit de confirmer certains diagnostics, tels que tuberculose pulmonaire, anévrysme de
la crosse de l'aorte, épanchement pleural, etc., soit de
contrôler les désordres causés dans une articulation par
la goutte (tophus) ou par les rhumatismes, etc.

Plus encore que la médecine et avant elle, la chirurgie
devait réclamer le concours de la radiographie, non seulement pour lui permettre d'affirmer par des preuves irré-
futables certains diagnostics hésitants, mais encore pour
lui fournir les moyens de découvrir des lésions sur lesquelles auparavant on ne pouvait qu'émettre des hypo-
thèses. On s'attacha d'abord à l'étude des lésions du
squelette jusqu'alors révélées par les moyens ordinaires
de l'exploration clinique. Encouragés par les résultats
obtenus, les cliniciens pratiquèrent l'examen radiographique des corps étrangers. La recherche de ces derniers,

si difficile, si longue quelquefois, et pour ainsi dire impossible fut singulièrement facilitée pour le chirurgien. Au lieu d'aller aveuglément explorer une région souvent dangereuse, n'ayant parfois comme indications que les signes fonctionnels, grâce aux rayons X, on put localiser le corps étranger, connaître ses connexions avec les organes voisins et aller directement au but sans hésitation et sans crainte de faire fausse route.

Outre les corps étrangers venus du dehors (aiguilles, balles de revolver, pièces de monnaie, morceaux de verre, etc.), il en existe une autre catégorie, peut-être plus importante que la précédente, qui a son origine dans l'organisme même et dont la présence amène à la longue des accidents graves, nous voulons parler des *calculs*. Nous savons en effet depuis fort longtemps que l'organisme est capable de fabriquer des graviers ou des calculs de toutes dimensions, depuis les sables les plus fins jusqu'aux pierres atteignant les dimensions d'un œuf de poule et même d'un œuf d'autruche. L'étiologie de ces calculs basée sur la clinique est assez bien connue ; on l'attribue à des troubles de la nutrition et principalement à la diathèse goutteuse. Leur pathogénie au contraire appartenant au domaine de la physiologie et de la chimie est plus discutée. Quoi qu'il en soit, la formation de calculs peut se faire en plusieurs endroits de l'organisme et particulièrement dans la *vésicule biliaire*, dans la *vessie* et dans les *reins*, c'est-à-dire dans des organes souvent peu accessibles aux moyens ordinaires d'exploration. Aussi en présence de ces difficultés a-t-on pensé à utiliser les rayons X.

a. Calculs biliaires. — On a pu déceler leur présence

à l'aide de la radiographie, mais leur image n'a jamais été
d'une netteté parfaite, non seulement à cause de la place
qu'occupe la vésicule biliaire au-dessous du bord antérieur
du foie, mais encore à cause de la composition chimique
des calculs. On a remarqué en effet que ceux-ci très riches
en cholestérine sont assez perméables aux rayons catho-
diques et que leur image est d'autant plus accentuée
qu'ils sont plus riches en pigments biliaires.

    b. CALCULS VÉSICAUX. — Les calculs de la vessie mieux
vus aux rayons X que ceux de la vésicule biliaire ne
donnent pas toujours des images très nettes, cependant
en prenant le point d'incidence au niveau de la ligne
passant par les épines iliaques antérieures, le calcul se
projette au-dessus de la symphyse.

    Or, ainsi que l'a démontré notre maître, M. le P' Guyon,
l'examen radiographique dans les cas de calculs vésicaux
devient superflu, grâce à la perfection des moyens d'exploration de la vessie suffisamment nombreux et efficaces (1).
En effet, outre les symptômes fonctionnels : « douleur,
hématurie, fréquence des mictions, interruption du jet
de l'urine, etc. », dont l'importance est incontestable, on
peut et on doit avoir recours à l'exploration, car c'est
« *l'exploration seule qui peut fournir la preuve absolue, le
symptôme vraiment pathognomonique d'une pierre vésicale* »

---

(1) F. BRUN a obtenu après 15 minutes de pose la radiographie d'un
calcul vésical de la forme d'un œuf, pesant $10^{gr},750$ composé d'acide urique
et de phosphate ammoniaco-magnésien. Mais il s'agissait d'un enfant et nous
savons qu'à cet âge la vessie est un organe plus abdominal que pelvien
(Calcul vésical chez un enfant, radiographie). *Presse médicale*, nᵒ 28,
16 mars 1898, p. 133.

(Guyon). Pour la pratiquer on a le choix des instruments,
soit les instruments souples : l'*explorateur à boule olivaire*
et la *sonde en gomme,* soit les instruments métalliques :
l'*explorateur métallique* et le *lithotriteur.*

c. Calculs du rein. — Il n'en est pas de même pour
la recherche des calculs du rein. Le chirurgien, loin d'être
aussi bien armé, se trouve souvent en face de diagnostics
extrêmement difficiles pour ne pas dire impossibles. Il y
a des cas où le rein est d'une tolérance extraordinaire et
supporte pendant longtemps un calcul volumineux sans
que sa présence ait été révélée par aucun signe (1). On
attribue cette absence de réaction rénale à la fixité du calcul
et à son évolution aseptique. « L'anurie est alors le premier symptôme et il n'est pas rare de voir des malades,
principalement des femmes, rendre après coliques néphrétiques de gros calculs, sans avoir antérieurement éprouvé
de troubles du côté du rein (Legueu) (2) ». Il est vrai que
dans la grande majorité des cas, la lithiase rénale ne reste
pas ainsi latente et « à un moment quelconque, quelque
trouble passager, quelque douleur irradiée et subite, vient
trahir en l'indiquant un état anormal ».

(1) *Société anatomique,* 1835-36-39-41-56-57-58. Bruce Clarke. *Sur-
gery of the kydney.* London, 1886.

(2) Legueu, *Thèse,* Paris, 1891. Calculs du rein et de l'uretère au point
de vue chirurgical.

CHAPITRE PREMIER

SYMPTOMES ET DIAGNOSTIC DES CALCULS
DU REIN

I. *Signes fonctionnels.* — En général, trois ordres
de symptômes ou signes fonctionnels peuvent faire croire
à la présence de calculs dans le rein : ce sont *la douleur,
les phénomènes réflexes et l'hématurie.*

a. DOULEUR. — *Unilatérale* dans la plupart des cas, la
douleur revêt des caractères variables ; elle siège profondément dans la région lombaire, quelquefois dans la région
abdominale et peut avoir une plus grande acuité dans la
partie supérieure de la fosse iliaque. Son intensité affecte
également des allures spéciales : depuis un simple endolorissement, une pesanteur permanente jusqu'à la sensation
de déchirure ou de morsure. Ces différentes modalités de
la douleur n'ont aucun rapport avec le volume des calculs,
il semble même que « les petits calculs libres dans le bassinet soient plus souvent et plus rapidement douloureux
au moindre mouvement que les pierres branchues incluses
dans le rein ». Le mouvement sous toutes ses formes,
toute « *la gamme des véhicules* » suivant l'expression de
M. Guyon ; la marche, la course, l'équitation, la voiture, etc., réveillent cette douleur et l'augmentent, mais
le repos ne la calme pas toujours. Il en est de même de
tous les modes d'exploration du rein, la pression, la pal-

pation, la percussion. Qu'elle soit *spontanée* ou *provoquée*, cette douleur irradie en général vers deux points principaux, soit vers la région lombo-abdominale, soit vers la région inguinale. On l'a vue irradier vers le testicule, comme dans la colique hépatique, vers le membre inférieur et les cuisses et simuler une sciatique rebelle, enfin vers la paroi abdominale à la façon d'une névralgie lombo-abdominale.

Cette douleur revêt cependant souvent une forme caractéristique provoquée par la migration des calculs du rein, d'où résultent une série de phénomènes qui constituent la colique néphrétique. Le Dr Lambotte (de Bruxelles) donne comme définition de la crise de coliques néphrétiques, dans son étude sur la taille du rein : « le spasme douloureux dont l'uretère et le bassinet sont le siège, lorsqu'ils tendent à faire éliminer de leur cavité un corps étranger trop volumineux (1) ».

Ordinairement déterminée par un traumatisme, la crise douloureuse a une durée et une intensité variables suivant que la migration du calcul est plus ou moins pénible.

« Éclatant parfois subitement au milieu d'une parfaite santé, mais plus souvent précédée de prodromes variables, tels que sensations diverses, besoins d'aller à la selle, disparition de la pyurie, lorsque ce phénomène existait, elle augmente rapidement d'intensité et peut atteindre le plus haut degré de violence. La crampe s'irradie habituelle-

---

(1) Dr E. LAMBOTTE. Étude sur la taille du rein (Extrait du journal publié par la Société royale des sciences médicales et naturelles de Bruxelles).

ment le long du conduit urétéral, gagne la vessie et s'étend parfois le long du canal de l'urètre jusqu'au méat urinaire (Lambotte). »

Quelquefois ces douleurs s'accompagnent de vomissements qui les exaspèrent encore ; le malade courbé vers le côté atteint a constamment besoin d'uriner.

Il est évident que pendant un accès le moindre choc augmente la douleur dans des proportions considérables. La sécrétion urinaire est diminuée et quelquefois complètement tarie ou alors l'urine souvent trouble et sanguinolente n'est expulsée qu'après de vives douleurs. Il existe souvent de la polyurie et l'urine n'est rendue en abondance qu'après la crise.

« La violence de la douleur est variable ; parfois réduite à quelques tiraillements douloureux, elle peut acquérir une certaine intensité et dans ce cas le pouls devient petit, accentué, filiforme, mais sans fréquence ; les extrémités se refroidissent et se cyanosent, l'haleine courte s'entrecoupe de gémissements et dans ces cas exceptionnels, à la vérité, on a vu la mort être la conséquence de l'excès de douleur. Elle est alors précédée de syncope et de convulsions. »

b. Phénomènes réflexes. — Outre ces nombreuses formes d'irradiations, la douleur peut se manifester par une série de phénomènes d'origine réflexe avec prédominance sur certains viscères. M. le Pr Guyon les a classés en trois groupes dont les deux premiers sont plus particulièrement en rapport avec la lithiase rénale :

1° *Réflexe réno-rénal,* consistant en troubles subjectifs dans le rein du côté sain ;

2° *Réflexe réno-urétéral et réno-vésical* se présentant sous forme de coliques néphrétiques et de signes vésicaux ;

3° *Réflexe vésico-rénal* ne s'observant pas dans les cas de calcul du rein.

La *douleur* avec ses nombreuses irradiations et ses localisations réflexes ne peut donc être considérée comme caractéristique de la lithiase rénale. D'autres affections peuvent la simuler, soit un rein mobile douloureux, soit une tumeur rénale, soit un mal de Pott ou même une appendicite. Seule sa persistance à la région lombaire peut contribuer à établir le diagnostic de calcul du rein.

c. HÉMATURIE. — L'hématurie est un signe excellent, quoique inconstant et comme on l'a fait remarquer depuis longtemps, l'hématurie calculeuse est une hématurie à caractères spéciaux. Elle survient rarement au repos, mais elle est facilement provoquée par la fatigue, la marche, la voiture, l'équitation, les exercices violents et les manipulations exercées par l'exploration du rein. En général les hématuries des calculeux sont peu *durables* et surtout *légères,* ce qui les différencie des hématuries néoplasiques. Mieux que les tumeurs malignes, la tuberculose au début et même la syphilis du rein peuvent par leurs hématuries simuler la lithiase rénale. N'a-t-on pas noté aussi des *hématuries* dites *essentielles* et des hémorragies congestives. Donc bien que l'hématurie soit un symptôme de grande valeur, plus important que la douleur, rien dans l'aspect, ni dans la coloration des urines ne permet d'affirmer le diagnostic de calcul du rein.

Si les symptômes que nous venons d'étudier ne peuvent à eux seuls fournir la preuve absolue de la présence d'un calcul, ils sont néanmoins très précieux car ce sont eux qui attirent l'attention du chirurgien et en particulier l'hématurie peut être considérée comme le *signal-symptôme* de la lithiase rénale. C'est en effet grâce aux signes fonctionnels que le chirurgien recherchera les signes physiques qui lui aideront à déceler la présence d'un calcul dans le rein.

II. *Signes physiques* (1). — Les signes physiques se recherchent soit par l'*exploration indirecte*, c'est-à-dire à travers la paroi, soit par l'*exploration directe*, c'est-à-dire après incision de cette paroi.

A. L'EXPLORATION INDIRECTE comprend les divers moyens dont dispose le clinicien en face de toute affection chirurgicale du rein.

1° L'*inspection* de la région lombaire et même de la région iliaque ou abdominale, pratiquée soit dans la station verticale, soit dans le décubitus dorsal ou latéral ne donne pas de renseignements positifs. Il est extrêmement rare d'ailleurs que le rein calculeux accuse une augmentation de volume très considérable ;

2° La *percussion* se pratique en deux régions, soit sur la région abdominale, soit sur la région lombaire. La *percussion abdominale* peut servir à localiser une tumeur siégeant dans l'abdomen et en particulier dans le rein, mais ne peut révéler une faible augmentation de volume du rein. La *percussion lombaire* étudiée par M. le Pr Guyon

---

(1) *Journal de méd. et de chir. prat.* (mars 1891, p. 234, et avril 1891, p. 293).

RÉCAMIER. Étude sur les rapports du rein. *Thèse*, Paris, 1889.

et ses élèves, Récamier (1) et Tuffier, par Zulger et
Lambotte (2) (de Bruxelles) est un procédé infidèle, qui
n'a donné jusqu'ici que des résultats d'une valeur relative.
A ce propos nous devons signaler le *signe de Lloïd* étudié
par le Dr E. Lambotte, dans sa remarquable étude sur la
taille rénale. D'après Lloïd, « la percussion forte, de la
région lombaire fournit un des signes les plus certains de
calcul rénal. On la pratique en frappant un coup sec sur
la région lombaire. Dans le cas de calcul, cette percussion
violente provoque dans le rein une douleur lancinante et
aiguë, comparable à un coup de stylet ». Le Dr E. Lambotte ajoute que ce signe n'est pas constant et qu'il n'est
pas parvenu à le produire chez un de ses malades, atteint
manifestement de calcul du rein. Quoi qu'il en soit, dit-il,
nous avons fréquemment constaté le signe de Lloïd chez
des malades présentant un ensemble symptomatique assez
complet pour faire croire à la présence d'un calcul rénal.
Il nous semble nécessaire d'ajouter que la percussion du
rein droit est rendue très difficile à cause du voisinage du
foie et que si le rein gauche est plus accessible, sa percussion ne donne pas de meilleurs résultats ;

3° La *palpation,* assurément le meilleur mode d'exploration du rein, permet de recueillir les plus précieux
renseignements. D'après les observations de M. le P^r
Guyon « à l'état normal, le rein ne peut être senti, fait
qui s'explique, quand on considère que cet organe est
protégé en arrière par les dernières côtes et le ligament

---

(1) Récamier. *Loc. cit.*
(2) E. Lambotte. *Loc. cit.*

costo-vertébral et en avant par toute l'épaisseur de l'abdomen ». Chez les sujets très maigres, on peut par ce
moyen arriver à sentir la face antérieure du rein normal.

A l'état pathologique au contraire la palpation est toujours un excellent procédé d'exploration.

Pour la pratiquer il est nécessaire de mettre les muscles
dans le plus complet relâchement.

Voici la technique adoptée et préconisée par M. Guyon.

« Je recommande de ne pas faire fléchir les jambes,
comme on le fait en général ; pour les maintenir dans
cette position, tout un groupe de muscles se trouve en
état de vigilance, et par suite de cette loi de synergie qui
règle les actions musculaires, cet état de vigilance rend en
quelque sorte inévitable à un moment quelconque la
contraction de la paroi antérieure de l'abdomen... Placez
donc le malade dans l'attitude du repos musculaire absolu,
étendu à plat sur le dos, les jambes allongées. »

On peut pratiquer le palper avec une seule main et
pénétrer sous les fausses côtes, mais la meilleure façon
d'exercer la palpation se fait avec les deux mains, l'une
placée en arrière dans l'angle costo-vertébral, l'autre en
avant dans la région supérieure et latérale de l'abdomen,
c'est ce qu'on appelle la *palpation bimanuelle*. M. Guyon
recommande également « de profiter pour enfoncer la
main exploratrice dans l'abdomen de la détente produite
par l'expiration ; on arrive ainsi à amener en contact les
parois antérieure et postérieure de cette cavité ». La main
postérieure doit soutenir la paroi lombaire, elle doit s'élever
aussi haut que possible dans l'angle costo-vertébral et doit
tendre à repousser le rein en avant. La main antérieure

doit être placée sur la face antérieure du grand droit, immédiatement au-dessous des fausses côtes. On s'efforce de faire pénétrer l'extrémité des doigts sous celles-ci et de les porter à la rencontre de la main postérieure. Dans certains cas on peut sentir le *ballottement rénal* ou *signe de Guyon*. Il est quelquefois nécessaire pour pratiquer cette exploration de recourir à l'anesthésie chloroformique, particulièrement lorsque l'abdomen, plus ou moins douloureux, ne se laisse pas suffisamment déprimer.

Outre les phénomènes douloureux qu'on peut ainsi provoquer, on peut également constater, très rarement d'ailleurs et en l'absence d'inflammation de l'organe, une *crépitation sourde* due au frottement réciproque des calculs, qu'on a appelée « *collision crépitante* ».

B. L'exploration directe comprend deux procédés : la ponction et l'incision exploratrice :

α. *La ponction exploratrice*, pratiquée avec un trocart ou une aiguille, peut, grâce à la sensation particulière produite par le contact de l'instrument avec la pierre, révéler la présence d'un calcul.

C'est Hévin, qui le premier proposa la ponction exploratrice et fit rejeter presque complètement la néphrotomie alors en honneur. Quelques chirurgiens ont essayé de l'imiter, mais rares ont été ceux qui ont eu la bonne fortune de découvrir des calculs du rein par ce moyen. Parmi ceux-ci nous devons citer Barker (1) Jones, Barlow et Godlee (2).

---

(1) Barker. *Lancet*, I, p. 681, 1880 et Récamier, p. 56.
(2) Barlow et Godlee. *Transact. of clinic Soc.*, vol. XV, p. 134 et Récamier.

Beaucoup d'autres n'ont pas été aussi heureux et en particulier Bilton-Pollard (1) et Bennett-May. Le premier raconte que malgré plusieurs ponctions il méconnut la présence de nombreux calculs. Le second, malgré une incision et le rein ayant été mis à nu, dut pratiquer trente piqûres dans l'organe avant de percevoir le contact d'un calcul et cependant, l'organe contenait deux concrétions dont l'une pesait plus d'un gramme et la seconde $4^{gr},80$. Brodeur et Le Dentu disent avoir pratiqué un grand nombre de piqûres sans résultat, dans des cas où il fut reconnu que le rein contenait un calcul.

Il serait superflu d'insister pour démontrer l'insuffisance de ce mode d'exploration du rein. D'ailleurs quand il donne un résultat, il ne peut faire connaître que la nature, solide ou liquide, de la tumeur rénale, mais jamais il ne permettra de savoir quel est le *volume* ou le *siège* d'un corps solide.

Enfin c'est un procédé *difficile* et *dangereux*. En effet, s'il existe une suppuration, le trajet produit par la piqûre d'un trocart peut permettre au pus de se répandre dans l'atmosphère péri-rénale et déterminer un phlegmon péri-néphrétique particulièrement chez des sujets atteints d'une affection grave du rein. Enfin, ainsi que cela s'est produit, on peut blesser l'intestin (Obs. de M. Guyon) (2) et même les vaisseaux du hile et déterminer une complication véritable.

---

(1) Bilton Pollard. *Pathol. Soc. of London British med. Journ.*, février 1885.

(2) In Guillet. *Thèse*, Paris, 1888.

6. *L'incision exploratrice, lombaire ou abdominale* est
généralement pratiquée par la voie lombaire. C'est Annandale (1) le premier chirurgien qui ait eu recours à cette
exploration ; aujourd'hui, la plupart des opérateurs ont
adopté ce procédé d'exploration : Bryant, Gross et Belfield,
Lucas-Clément, Bennett-May en Angleterre, Guyon et
Le Dentu en France. « Bruce Clarke croit que l'incision
peut être appliquée non seulement au diagnostic des douleurs rénales dont l'origine est obscure, mais que dans
les cas d'hématurie répétée et de pyurie, il y a lieu d'y
recourir pour reconnaître si l'on a affaire à un *calcul* ou à
une dégénérescence néoplasique ». Pour Brodeur, « chaque fois que l'on croit à l'existence d'un calcul du rein
révélé par de violentes douleurs et accompagnées de symptômes généraux graves, on doit ouvrir la région lombaire... ».

Cependant la plupart du temps les incisions faites,
dans le but de vérifier l'exactitude du diagnostic de calcul
rénal, ont démontré l'absence de concrétions. Des chirurgiens expérimentés, William Gardner (2), Morris,
Dickson, ont fait des incisions exploratrices sans découvrir
de calcul malgré une exploration minutieuse. William
Gardner fit trois néphrotomies exploratrices du rein sans
résultat. Dickson a montré que sur 35 personnes explorées
chirurgicalement ou opérées comme ayant un calcul dans
le rein, 13 n'en avaient pas trace, Morris a présenté une

---

(1) ANNANDALE. *Edimburg med. Soc.*, janvier 1875.
(2) William GARDNER. *The austral. med. Journ.*, 15 avril 1895 et n
BRODEUR.

statistique semblable à cette dernière. Malgré l'incertitude des résultats, la plupart des chirurgiens continuent à pratiquer cette exploration qu'ils considèrent comme étant sans gravité. C'est l'avis de Morris, Le Dentu, Belfield (1), Gross (2), Newmann, qui d'ailleurs ont obtenu de bons résultats au point de vue opératoire. Mais est-ce à dire que ce soit une opération sans gravité? Oui, si les reins sont sains, mais il n'en sera pas de même sur des reins suppurés et désorganisés (Lambotte). Enfin quand le diagnostic de calcul rénal sera établi, l'incision du parenchyme rénal sera l'opération idéale, c'est-à-dire la néphrotomie ou néphrolithotomie suivant les cas.

Nous voyons, par cette courte étude des signes fonctionnels et des signes physiques de la lithiase rénale, combien le chirurgien peut avoir de la difficulté pour se prononcer dans certains cas, puisque même *le rein à nu dans la main*, il peut commettre des erreurs, d'où cette indication de toujours faire la néphrotomie dans les cas douteux.

Dans ces conditions, que faut-il penser des renseignements recueillis au moyen de l'*exploration indirecte* ? Il est certain que si le malade a eu antérieurement des coliques néphrétiques, à la suite desquelles il a expulsé des graviers ou si les urines contiennent des graviers, le diagnostic sur la nature de l'affection sera en faveur de la lithiase rénale. De plus, même si l'on peut affirmer la présence de pierres dans le rein, ce que la pré-

---

(1) BELFIELD. *New-York Record*, 1887. Digit. expl. of the Kidney.
(2) GROSS. *Americ. Journ. med. Sc.*, 1885.

sence de graviers ne prouve pas, on n'en connaîtra pas
pour cela le siège exact, ni le volume, ni le nombre ; l'analyse chimique des concrétions recueillies dans les urines
pourra en faire soupçonner la nature.

Nouveaux procédés d'exploration du rein.

Dans le but de remédier à l'insuffisance des moyens
d'exploration du rein, on s'est efforcé depuis quelques
années de trouver d'autres procédés. C'est ainsi qu'on a
proposé d'utiliser la *phonendoscopie*, le *cathétérisme des
uretères*, la *cystoscopie*, la *division vésicale* et aussi la *radiographie*. Nous allons étudier ces différentes méthodes en
montrant la valeur de chacune et nous essayerons de
démontrer surtout quel doit être le rôle de la radiographie.

1° La phonendoscopie de Bianchi (Naples) est une
méthode précieuse pour délimiter un organe, mais bien
incertaine quand il s'agit de localiser un calcul du rein.
Son auteur lui-même a éprouvé des déceptions à l'occasion de recherches de ce genre, ce qui nous oblige à ne
pas lui accorder entière confiance.

2° Il en est de même de la cystoscopie, grâce à laquelle
on peut voir directement les orifices des uretères et par
conséquent recueillir des renseignements d'une grande
valeur. On verra quel est l'état de l'orifice urétéral, comment est le jet de l'urine, quelle est sa coloration, mais
quoi qu'on fasse avec ce moyen, sauf, même s'il y a élimi-
nation de graviers, on ne pourra faire autre chose que de
localiser la lésion sans pouvoir en affirmer la nature et
l'importance :

3° Si la cystoscopie ne peut par elle-même fournir que des indices vagues sur le diagnostic de calcul du rein, elle peut cependant être un utile auxiliaire en permettant de pratiquer le cathétérisme des uretères (1), au moyen duquel on peut dans certains cas, par le toucher direct du calcul, affirmer son diagnostic (²).

Malheureusement ce procédé, loin d'être infaillible dans certains cas n'a révélé aucune sensation caractéristique, même en présence de calculs très volumineux. La sonde urétérale ne peut en effet aller reconnaître un calcul logé dans le parenchyme rénal, comme cela arrive fréquemment. D'ailleurs, ce mode d'exploration présente certains inconvénients. Pour le pratiquer il est indispensable que la vessie ait une certaine capacité, d'où impossibilité de l'utiliser quand la vessie est enflammée.

4° Ces difficultés opératoires viennent d'être en partie vaincues avec le *Diviseur vésical gradué*(2), que M. le Pʳ Guyon présentait à l'Académie de médecine le 20 mai 1902 au nom de M. le Dʳ F. Cathelin, chef de clinique adjoint de la Faculté à l'hôpital Necker.

Grâce à cet ingénieux instrument, on peut, même dans les vessies malades et dans celles de très petite capacité, obtenir une séparation parfaite des urines de chaque rein et localiser ainsi la lésion. En effet, plusieurs cas peuvent

----

(1) KELLY. *Med. News.* 30 novembre 1895. Diagnostic des calculs du rein chez la femme.

(2) Dʳ CATHELIN. Diviseur vésical gradué *Presse médicale*, nⁿ 48, 14 juin 1902. Les urines des deux reins. *Ann. des org. gén. ur.*, 1ᵉʳ juillet 1902. Le Cloisonnement vésical et la division des urines. Collection des actualités médicales. Baillière. 1903.

se présenter : ou bien il existe un calcul qui ne bouche pas l'uretère, ou bien l'uretère est obstrué par un calcul ; enfin il peut y avoir hématurie ou légère infection rénale.

Dans le premier cas, on pourra chercher dans l'urine recueillie séparément de chaque rein, s'il existe des cristaux soit d'acide urique, soit d'oxalate, de carbonate ou de phosphate de chaux, et alors suivant le résultat obtenu, connaître la nature de la concrétion pouvant exister dans le rein.

Dans le second cas, puisqu'il y a obstruction d'un uretère, le Diviseur vésical nous donnera le même résultat qu'après une néphrectomie ; du côté lésé on ne recueillera absolument rien.

Enfin, après une rétention plus ou moins prolongée pourra se produire une infection et l'on recueillera alors des urines troubles, du côté où siège la lésion.

Il va sans dire que si l'exploration est faite au moment d'une crise hématurique la division des urines fera le diagnostic immédiat de la localisation.

Quelle que soit la valeur de ces divers procédés d'exploration du rein, aucun ne peut nous permettre dans tous les cas, non seulement de connaître la nature de la lésion, mais moins encore d'affirmer l'existence d'un calcul dans un rein, même suspect de lithiase rénale. Dans ces conditions il était intéressant de rechercher quel bénéfice le diagnostic de la lithiase retirerait de l'examen radiographique. Dans le service de M. le P' Guyon à l'hôpital Necker, où la méthode fut inaugurée depuis l'apparition des rayons X, presque tous les calculeux rénaux sont soumis à cet examen. Les premiers essais, sans être très nets, sans doute parce qu'on n'était pas familiarisé avec cette nouvelle méthode, furent cependant assez encourageants. Grâce à l'habileté de M. Contremoulins, directeur du laboratoire radiographique de l'hôpital Necker, elle a donné des résultats concluants. Nous avons nous-même assisté fréquemment à la discussion des épreuves radiographiques, notamment à la leçon clinique de notre maître, M. le Pr Guyon, le 22 janvier 1902. Nous allons donc, après un court historique de la question, essayer de démontrer la valeur de ce nouveau mode d'exploration dans les cas de calcul du rein. Nous verrons quelle autorité il faut lui accorder, quelle place il doit occuper aujourd'hui et ce qu'on est en droit d'attendre de lui.

CHAPITRE II

HISTORIQUE

I. *Phase expérimentale scientifique*. — A peine la découverte du P^r Rœntgen était-elle connue que de tous côtés les savants essayèrent de déterminer, avec les rayons X, la transparence des différents calculs et en particulier des calculs du rein. Des recherches de ce genre se firent simultanément dans tous les pays et surtout en France, en Allemagne, en Angleterre, aux États-Unis; nous allons brièvement les exposer dans ce chapitre.

Les premières expériences datent du 11 avril 1896. A cette époque, notre maître M. le Pr Guyon présentait à l'Académie des sciences le résultat des recherches entreprises sur le cadavre par M. Chapuis, professeur à l'École centrale des arts et manufactures et M. Chauvel, interne à l'hôpital Necker. Ces auteurs constatèrent que les calculs du rein sont « au moins aussi perméables que les os » et qu'ils peuvent être vus aux rayons X car ils donneront sur l'ombre du rein une tache plus blanche qu'elle puisqu'ils sont encore moins perméables que lui. M. Chabrié, chef du laboratoire de chimie à l'hôpital Necker, analysa chimiquement les calculs ayant servi aux expériences de MM. Chapuis et Chauvel et montra que les calculs uriques renfermaient des couches de phosphates, auxquels était due « l'imperméabilité relative » des calculs.

Ces auteurs concluaient que sur « une pellicule sensible appliquée sur la paroi postérieure du tronc et recouvrant la région du rein, les deux tiers inférieurs environ du rein devaient apparaître au-dessous de la 12ᵉ côte, donnant une ombre presque aussi forte que la côte elle-même et qu'une tache blanche dans la région du bassinet sera l'indice révélateur de la présence d'un calcul ».

Le 9 mai 1897, Buguet et Gascard présentaient à l'Académie de médecine une étude comparative des différentes variétés de calculs d'après leur transparence aux rayons X. D'après eux les plus transparents étaient les uriques, ensuite les calculs de phosphates ammoniacomagnésiens, puis de phosphate et de carbonate de chaux et enfin ceux d'oxalate les plus opaques.

Le 8 juin 1897, Doyen et Oudin montraient à l'Académie des sciences la photographie avec les rayons X d'une série de calculs biliaires et urinaires, une corne, des pièces osseuses sur une même plaque et avec le même temps de pose.

Les calculs biliaires sont peu visibles sur le négatif ainsi que la corne.

Les calculs urinaires sont aussi opaques que la pièce osseuse d'un volume analogue. La tache noire qu'on avait reconnue préalablement à l'écran devait donc être le calcul du bassinet extrait par néphrotomie.

A l'étranger, Morris en Amérique, Laurie et Léon, Nathan Raw en Angleterre et Kümmel en Allemagne obtenaient des résultats analogues sur le cadavre.

En décembre 1897, Sabrazès, Rivière et Garnaud, purent obtenir des images de calculs uriques et phosphatiques de l'uretère, après 15 minutes de pose.

Le 12 janvier 1898, dans une thèse soutenue devant la Faculté de Bordeaux sur « l'examen des concrétions et calculs aux rayons X », le Dr Gaimard (1) conclut que « les calculs d'oxalate, de carbonate et de phosphate de chaux sont plus opaques aux rayons X » : après eux viennent les calculs d'acide urique et les urates. Les calculs de cholestérine sont plus perméables et se dessinent à peine sur la plaque radiographique.

Le 10 décembre 1898, Ringel, de Hambourg, essaye de démontrer que les calculs phosphatiques sont plus facilement pénétrés par les rayons X que les calculs d'acide urique.

Albarran et Contremoulins (2) concluent que les calculs uriques sont plus transparents, c'est-à-dire moins faciles à voir que les phosphatiques. Les pierres les plus opaques sont bien, d'après eux, celles d'oxalate.

Des expériences faites sur le cadavre au laboratoire de M. Contremoulins, il résulte que les calculs uriques ne peuvent donner d'image. Des reins remplis préalablement d'acide urique et soumis aux rayons X n'ont fourni aucune image.

Fenwick donne le conseil au moment même de pratiquer l'opération d'attirer le rein au dehors et de le

---

(1) Dr GAIMARD. Examen des concrétions aux rayons X. *Thèse*, Bordeaux, 1898.

(2) Acad. des Sc., 1899.

regarder à l'écran fluoroscopique. MM. Guyon et Albarran n'ont pas obtenu de bons résultats avec cette méthode.

II. *Phase expérimentale clinique.* — Encouragés par les résultats obtenus dans la recherche des calculs sur le cadavre, on ne tarda pas à essayer des épreuves radiographiques sur le vivant.

C'est à Macintyre (1) que revient l'honneur d'avoir le premier, en juillet 1896, décelé par la radiographie un calcul rénal. Il obtint, après 12 minutes d'exposition sur une épreuve positive, une image sombre, allongée, située dans la région du rein, chez un malade soupçonné de calcul. L'opération faite par le D⁰ Adams démontra l'existence d'un calcul du rein. L'auteur raconte qu'il fit auparavant cinq essais infructueux.

Le 22 avril 1897, au 26ᵉ Congrès de la société allemande de chirurgie tenu à Berlin, plusieurs auteurs apportaient des observations concluantes :

Müller (de Hambourg) montrait un calcul rénal phosphatique extirpé par Lauenstein préalablement diagnostiqué, à l'aide des rayons X.

Ringel (de Hambourg), persuadé au début que seuls les oxalates pourraient être vus venait prouver qu'il en est de même de ceux qui sont constitués par des phosphates de chaux. Il faisait également remarquer que les calculs uriques auxquels il avait d'abord attribué une opacité plus grande qu'aux calculs phosphatiques lorsqu'ils

____

(1) In thèse Dʳ GAIMARD, *loc. cit.*

sont absolument purs se laissent plus facilement traverser par les rayons que les concrétions phosphatiques. D'après lui-même l'examen radiographique devrait être pratiqué toutes les fois qu'on soupçonne l'existence d'un calcul rénal.

Braatz (de Kœnigsberg) insistait sur la nécessité qu'il y a de réserver, pour l'examen radiographique des calculs rénaux, d'ampoules dont la puissance de pénétration ne soit pas trop forte et de ne pas prolonger le temps de pose.

En juin 1898, Morton fait l'épreuve radiographique d'un calcul oxalique de $\frac{12}{18}$ millimètres, chez un enfant de 12 ans. Il est vrai que les conditions étaient exception-nelles : le sujet, un enfant, était facilement pénétrable aux rayons X et le calcul assez gros était composé de la substance la plus facilement visible aux rayons, d'oxalate de chaux.

Lestlér Léonard publie trois cas très succincts. Dans l'un, il vit deux calculs uriques dont l'un était petit et l'opération prouva que les pierres occupaient bien la position montrée par la radiographie ; dans l'autre, il s'agissait d'un calcul, resté dans un calice supérieur, et dans le troisième cas, les deux reins étaient calculeux.

Alsberg réussit chez un homme âgé de 34 ans, dont le rein était accessible à la palpation, à faire un cliché sur lequel on voyait deux ombres superposées, la supérieure ayant 3 centimètres 1/2 sur 2 centimètres 1/2 placées toutes deux à 4 centimètres de la colonne vertébrale. La néphrotomie fut pratiquée et on trouva deux calculs oxaliques dont l'un pesait 8 grammes et l'autre 2 grammes.

Gorl relate également l'observation d'un malade de 35 ans, chez lequel on soupçonnait un calcul du rein gauche. La radiographie donna des résultats très nets et Heinecke retira par la néphrotomie un calcul dur.

Taylor (F.) et Tripp (A.-D.) publient à la fin de 1898 le cas d'un homme de 36 ans chez qui on posait le diagnostic probable de calcul du rein gauche. Le Dr Tripp pratiqua une néphrotomie sans résultat. L'examen radiographique pratiqué 8 jours après montra la présence d'une ombre très nette placée dans la partie supérieure du rein. La plaie fut de nouveau ouverte et la 12ᵉ côte réséquée : on trouva un calcul pesant 16 grammes à l'endroit indiqué.

James Swaim (Amérique) raconte qu'il obtint sur le vivant la photographie d'un calcul du rein assez volumineux après 20 minutes d'exposition (1). Il enleva un calcul rénal à un malade chez qui les rayons X étaient venus éclairer un diagnostic incertain, en donnant une ombre très distincte à la place occupée par le calcul. Ceci prouvait qu'une exposition de 20 minutes donnait une ombre plus distincte qu'une exposition de 35 minutes. Le calcul était une de ces rares variétés d'oxalate de chaux dans laquelle le sel est disposé en grands cristaux octaédriques lui donnant un aspect hérissé. Il pesait 148 grammes.

Blaker prétend que sur plusieurs douzaines de cas il ne trouva que trois fois des calculs.

____

(1) Dr Gaimard. *Loc. cit.*

Wagner publie deux observations positives émanant
de la clinique de Breslau : dans la première, il s'agit d'une
fillette de 10 ans atteinte d'une fistule rénale gauche. Sur
l'épreuve radiographique on distinguait quatre taches dont
une plus volumineuse de la forme du bassinet. Les trois
autres ressemblaient à des pois chiches, l'opération confirma le diagnostic radiographique.

La seconde observation est celle d'une femme de
38 ans chez qui on avait diagnostiqué un abcès périné-
phrétique. La radiographie permit de reconnaître l'existence d'un calcul phosphatique de la grosseur d'une noix,
ce qui fut confirmé à l'autopsie.

Le même auteur rapporte également trois autres cas
positifs, sur lesquels il ne donne pas de détails.

Herman (M.-V.) (1899) rapporte l'observation d'une
femme âgée de 26 ans, à qui Kidygia pratiqua une néphrotomie à la suite de laquelle elle conserva une fistule lombaire. Bien qu'il n'y eût aucun doute sur la présence d'un
calcul du rein, la radiographie fut faite. On vit à 10 centimètres de la colonne vertébrale 3 taches de la grosseur
d'un petit pois, probablement dues à des calculs du rein. Un
des calculs fut rendu spontanément et les deux autres
composés de carbonates et de phosphates furent trouvés
pendant l'opération.

Lauenstein (1899) publie une longue observation que
nous allons résumer, car elle présente un grand intérêt. Il
s'agit d'un homme de 47 ans, atteint depuis longtemps de
lithiase rénale, qui avait eu quelques mois auparavant une
crise très violente de coliques néphrétiques. suivie de
l'expulsion de petites concrétions. A partir de ce moment

les douleurs devinrent à peu près constantes sans cependant présenter le caractère de coliques néphrétiques proprement dites. A l'exploration on notait une certaine sensibilité à la pression du rein droit. Les urines renfermaient un petit nombre de leucocytes ainsi que quelques globules rouges et de rares cellules épithéliales.

L'auteur posa le diagnostic de calcul rénal droit et fit soumettre le malade à l'examen radioscopique. Cet examen permit de constater la présence d'une ombre de 3 centimètres de long sur 2 centimètres de large située à droite de la colonne vertébrale à 3 centimètres au-dessous de la 12ᵉ côte.

M. Lauenstein procéda à l'opération et introduisit l'index dans le bassinet, perçut immédiatement le calcul qui fut extrait sans difficulté. L'analyse chimique prouva qu'il était composé surtout de carbonate de chaux avec petite quantité d'acide urique et d'oxalate de chaux.

L'auteur fait remarquer que la radioscopie *a été très utile, non seulement au point de vue du diagnostic, mais encore parce qu'elle a rendu superflue la décortication complète de l'organe, et qu'elle a permis de se borner à une incision rénale plus petite que celle que l'on fait d'habitude quand il s'agit d'explorer la glande.*

Müller, de Berlin, en avril 1899, au 28ᵉ Congrès allemand de chirurgie, publie deux cas dont l'un est surtout intéressant. Il s'agit d'un homme de 44 ans dont la radiographie avait été positive. La néphrolithotomie pratiquée permit de retirer des fragments de calculs formés par du carbonate de chaux avec traces d'acide urique et oxalique.

A ce même Congrès allemand, deux autres savants, Ringel et Braatz, apportent des observations de radiographies positives parmi lesquelles nous devons en citer une. En effet, Braatz publie un cas où il fit la néphrolithotomie après avoir pratiqué deux radiographies. La première avec une pose courte laissait à peine distinguer les côtes et le bassin, mais donnait une image très nette de la pierre rénale. La deuxième avec une pose longue montrait bien le squelette mais le calcul rénal ne donnait plus qu'une tache légère, indistincte. L'auteur en conclut que le temps de pose a une importance capitale. Le calcul était composé d'oxalates.

La même année 1899, en Angleterre, Moullin (C. Mansell) publie *une communication sur la radiographie se rapportant principalement au diagnostic des calculs rénaux*, dans laquelle il conclut que, outre les conditions physiologiques du patient et de la nature, ou plutôt de la composition chimique des calculs dont il faut tenir compte (le dépôt tuberculeux, les calculs uriques, par exemple, sont bien moins facilement perceptibles), il faut donner au patient une position appuyée telle que les rayons puissent le traverser en deux directions différentes.

MM. Albarran et Contremoulins, en France, communiquent en juillet 1899 à l'Académie des sciences une observation de calcul du rein diagnostiqué par la radiographie. Sur l'épreuve on voit très nettement les ombres qui indiquent la place et la forme des calculs (voir Obs. 1).

M. Albarran (1) concluait en disant que la méthode

____

(1) ALBARRAN. *Ann. des mal. des org. génito-urin.*, 1899, p. 684.

est encore incertaine dans ses résultats. A côté des résultats positifs, dit-il, il en est un grand nombre de négatifs, d'excellentes radiographies ont été faites chez de nombreux malades ayant des calculs rénaux, même très volumineux sans que les pierres aient été reconnues, et nous-même avons à plusieurs reprises échoué.

Les pierres les plus favorables sont celles qui sont formées par les oxalates ; viennent ensuite celles constituées par des phosphates et des carbonates ; les calculs uriques sont très difficiles à voir, car ils se laissent facilement traverser par les rayons X.

Depuis cette communication de M. Albarran et surtout depuis son article paru dans les *Annales des organes génito-urinaires* qui avait résumé la question à cette époque, on s'en est un peu désintéressé en France. A l'étranger, au contraire, elle a été le sujet de nombreuses communications dont nous ne retiendrons que les plus importantes.

En effet, en 1900, Léonard (Ch.-L.), radiographe à l'hôpital universitaire de Philadelphie, fait dans les annales de cette ville une communication intitulée : *la technique du diagnostic positif et négatif, des calculs de l'uretère et du rein à l'aide des rayons de Roentgen.* L'auteur dit avoir examiné 59 malades dont la symptomatologie pouvait en imposer pour le diagnostic de lithiase rénale, douze seulement avaient des calculs qui furent diagnostiqués par les rayons X. Dans l'observation III, particulièrement intéressante, il s'agit d'un malade qui avait rendu trois fois déjà des calculs. Il y a 9 mois (janvier 1899) il eut dans la région lombaire un abcès qui nécessita l'incision.

Il souffrait beaucoup, ses urines contenaient des traces de pus et de sang de temps en temps. La radiographie montra un gros calcul dans la région lombaire gauche contre le cartilage intervertébral des deuxième et troisième vertèbres lombaires. L'auteur pratiqua lui-même la néphrolithotomie et trouva un calcul enchâssé dans une masse de phosphates et d'urates amorphes, enveloppé d'une coquille cristalline qui remplissait le bassinet. Sous le doigt la masse se sépara et montra qu'elle contenait de petits calculs d'acide urique. Le diagnostic d'un calcul d'un tel caractère, dit Léonard, montra la sûreté et l'efficacité de cette méthode. Les autres cas diagnostiqués par l'auteur à l'aide de la méthode Roentgen se rapportent à trois calculs oxaliques, deux d'acide urique, un de phosphate et d'oxalate, et cinq autres de nature indéfinie. qui furent tous extraits par la néphrolithotomie.

Dans une autre communication, Léonard conclut que la méthode de Roentgen est la meilleure pour établir un diagnostic exact des maladies calculeuses. Le diagnostic positif et le diagnostic négatif ont, dit-il, une valeur égale. Grâce à cette méthode on a pu retirer de la partie supérieure du rein un calcul pesant 42 grammes, au moyen d'une incision admettant seulement un doigt. De même on a pu déceler un calcul enkysté et de petits calculs multiples. Le diagnostic négatif par les rayons X rend rationnel un traitement que par tout autre moyen de diagnostic il serait hasardeux d'instituer. Quand il y a un calcul dans les voies urinaires en n'importe quel endroit et par conséquent menace d'obstruction et d'anurie, si l'anurie est facilement diagnostiquée, il n'en est pas de même du *siège de l'obstacle* souvent très difficile à trouver.

Grâce à la radiographie, dit Léonard, les difficultés sont aisément surmontées.

Bullit (J.-B.), de Louisville, frappé de la communication de Léonard, radiographia un rein dans le bassinet duquel il avait trouvé un gros calcul, ce qui lui permit d'en trouver un second plus petit qui avait échappé à son examen. L'aspect de mûre, donné par la photographie, a été confirmé par l'aspect même de la pierre extraite. Il est donc de toute nécessité, dit-il, de perfectionner la méthode des rayons X pour pouvoir faire un diagnostic exact du nombre des calculs qui sont contenus dans le rein.

Niles (H.-D.), dans le *Denver Medical Times*, passe en revue les divers moyens de diagnostiquer les calculs du rein. Parmi ces moyens les rayons Roentgen ont la plus grande valeur et sont d'une absolue nécessité suivant qu'ils donnent un diagnostic positif ou négatif. Cependant il y a certaines formations, notamment d'acide urique qui ne sont pas assez denses pour être vues par les rayons X. L'auteur conclut que c'est une méthode excellente.

Keen (W.-W.), de Philadelphie, cite le cas d'un homme de 47 ans chez qui on avait posé avec certitude le diagnostic de calcul du rein droit. La radiographie le confirma par une épreuve sur laquelle on apercevait une ombre de calcul située à 3 centimètres au-dessous de la douzième côte. On pratiqua l'opération, et le rein mis à nu, on ne put reconnaître par la palpation le calcul situé dans le pôle inférieur du rein. Suivant les indications fournies par l'image on ne pratiqua qu'une incision de 3 centimètres de long à travers la partie inférieure du rein et on arriva dans le bassinet d'où l'on extirpa facilement le calcul. Celui-ci était composé de carbonate avec oxalate de chaux et acide urique.

Mitchell (J.-K.), de Philadelphie, raconte qu'il démontra avec une certitude absolue par les rayons X la présence de calculs rénaux qui furent trouvés à l'endroit indiqué au moment de l'opération. Parmi ceux-ci se trouvait un calcul de 8 grammes et une agglomération de calculs oxaliques.

Packard (F.-A.), de Philadelphie, parvient, après plusieurs essais inutiles, à radiographier des calculs phosphatiques. Il recommande pour cela l'emploi de tubes qu'on appelle *tubes durs*, exposition de temps moyen avec courant peu intense et conseille de développer lentement.

Morton, Taylor, Tyson font des déclarations analogues.

Straeler (Ludwig) confirme par la radiographie un diagnostic de calcul du rein droit. L'image dessine l'ombre du calcul rénal visiblement limité à la troisième et quatrième vertèbres lombaires. Le 28 juin 1900, néphrotomie, on extrait un calcul dur, plat d'un côté, un peu convexe de l'autre côté, long de 3^{cm},5, large de 2 centimètres et de 1 centimètre d'épaisseur. C'était un calcul oxalique. Donc, conclut l'auteur, succès positif de l'examen radiographique à la suite duquel on pouvait procéder avec sûreté à la néphrotomie. Le tissu rénal est indemne et on a évité l'énucléation du rein et de la capsule, puisque la radiographie indiquait la position occupée par le calcul dans le rein. Stracler préconise l'examen par les rayons Roentgen dont il est enthousiaste.

Chambliss, Tuttle, Sievers, Spelman concluent dans le même sens.

En France, bien que partout on utilisât les rayons X, on trouve peu de communications sur cette question en 1900. Cependant, à la Société de médecine et de chirurgie de Bordeaux, le 9 mars 1900, M. Debout d'Estrées dit avoir eu recours à la radiographie mais sans en avoir tiré beaucoup de renseignements. Il eût pourtant été de la dernière importance, dit-il, tant pour le malade que pour le chirurgien, de pouvoir établir, avant toute opération, la dimension, la situation exacte, ainsi que le nombre des concrétions rénales qui peuvent la rendre nécessaire, ne serait-ce que pour éviter les interventions non justifiées. Comme les précédents, il conclut que les calculs d'acide urique sont translucides et que seuls les phosphates, carbonates et oxalates sont visibles.

Pour Bergonié, la radiographie de pierres dans le rein dépend du volume du calcul, de sa position et de la corpulence du malade. En somme, dit-il, si la radiographie donne une ombre suspecte à la bonne place sur l'épreuve, on peut affirmer qu'il y a calcul, mais si aucune ombre n'apparaît, on ne peut affirmer qu'il n'y en a pas. Les radiographies positives donnent des renseignements, les radiographies négatives n'en donnent aucun.

En 1901, Léonard, de Philadelphie, revenant sur la valeur de la méthode Rœntgen appliquée au diagnostic des calculs du rein donne le résultat de nouveaux examens qu'il a pratiqués. Sur 136 cas qu'il examina parce qu'il soupçonnait des calculs dans le rein ou l'uretère, il découvrit 17 calculs dans le rein et 19 dans les uretères. D'après cela, il pose les conclusions suivantes :

1° Le diagnostic positif aussi bien que le négatif par la méthode de Rœntgen ont une valeur indiscutable ;

2° Les calculs de l'uretère sont plus communs qu'on ne le croit (50 pour 100) ;

3° Aucune autre méthode ne donne des résultats aussi sûrs ;

4° C'est une méthode simple et qui aide beaucoup l'intervention en délimitant exactement le siège du calcul ;

5° Le traitement d'expectative sans qu'un diagnostic négatif ait été obtenu est dangereux ;

6° C'est une méthode mathématiquement sûre et qui évite des erreurs ;

7° Les résultats de l'examen radiographique permettent de temporiser, par exemple, dans un cas de calcul situé tout à fait en bas de l'uretère ;

8° Ce moyen rend inutile l'incision actuelle sur le rein pour rechercher le calcul ;

9° Le cathétérisme des uretères que l'on peut employer chez l'homme en utilisant l'incision de la cystostomie sus-pubienne rendra parfois des services.

L'auteur dit encore avoir fait avec les rayons X le diagnostic de pyonéphrose et même d'hydronéphrose.

Harrison (R.), en 1901, dans une note parue sur la *« couleur des calculs rénaux et vésicaux en rapport avec*

leur diagnostic par la radiographie », dit qu'il serait intéressant de savoir si en dehors de la nature, de la composition chimique, la couleur des calculs urinaires exerce
une influence quelconque sur l'ombre produite par les
rayons X. Si, par exemple, un calcul noir d'oxalate donne
un contour plus prononcé qu'un calcul de même nature,
mais de couleur plus claire.

Bevan (A.), de Philadelphie, en 1901, fait une communication très intéressante. L'auteur raconte qu'il a pris
sur le même patient trois radiographies, à une année d'intervalle, l'une en 1898, l'autre en 1899, et la 3ᵉ en août
1900. Ces trois clichés montrent deux choses très distinctes, d'abord le développement graduel du volume du
calcul et ensuite le perfectionnement apporté dans la
technique des rayons X. Dans le premier cliché une
ombre assez vague, d'un demi-pouce de diamètre, marque
la place du calcul. Dans le second, l'ombre est plus nette
et mesure un pouce de long et un demi-pouce de large.
Le 3ᵉ cliché montre très nettement la position du rein
ainsi que les contours du calcul d'une longueur d'un
pouce trois quarts et d'un demi-pouce de largeur. Nul ne
peut nier, dit l'auteur, la valeur de ces épreuves ; la
radiographie est une méthode de diagnostic de plus de
valeur que la néphrotomie exploratrice.

Le Dʳ Currie (O.-J.), de Pietermaritzburg, publie
dans la *Lancet*, de Londres, un cas de néphrolithotomie
dans lequel le diagnostic de calcul du rein fut confirmé
par les rayons X. Il s'agit d'un Européen, âgé de 40 ans,
qui se présente à lui en janvier 1901, souffrant de douleurs abdominales et disant avoir du pus dans l'urine

depuis 15 ou 20 ans. L'examen révèle la présence de pus,
de mucosités, d'albumine dans son urine, mais on ne
trouve pas trace de sang. On institua le traitement par le
citrate de potasse et la pipérazine. Comme il n'y a pas de
mieux avant l'opération, M. le D' A. Alberston fait la radiographie le 20 février 1901. La plaque montre quatre
ombres très nettes dues à des pierres du rein. Le D' Currie pratique la néphrolithotomie et retire du calice un calcul phosphatique pesant 200 grains et ayant la forme de
4 branches, l'auteur ajoute que la plaque n'était pas très
nette, le D' Alberston l'avait intensifiée au mercure.

Comas (C.) y Prio (A.), de Barcelone, public neuf
observations dont une est particulièrement intéressante.
Chez un adulte du nom de Santiago R..., il avait diagnostiqué une pyonéphrose probablement calculeuse. La radiographie montrait une tache indiquant la présence d'un
calcul de la forme et du volume d'une petite fève, situé
vers le pôle inférieur du rein. Ce dernier étant très augmenté de volume, la pierre apparaissait en conséquence à
peu de distance de la crête iliaque. Peu de jours après on
pratiquait la néphrotomie qui fit sortir plus d'un litre de
pus et malgré l'exploration la plus attentive, la pierre ne
put être trouvée. On arrêta là l'opération étant donné l'état
de l'autre rein, réservant l'intervention radicale pour plus
tard s'il en était besoin. L'auteur cite Taylor, Tripp et
Arcarretta, qui non plus ne trouvèrent le calcul malgré
la sûreté de l'image radiographique. Le malade continua
à souffrir dans la région lombaire, conservant une fistule
qui continuait à suppurer, ce qui décida Comas à pratiquer une néphrectomie quatre mois plus tard. On prati-

qua sur le rein enlevé une série de coupes et on trouva dans le pôle inférieur enfermé dans un calice le calcul signalé par la radiographie. Sa forme et son volume répondaient exactement à l'image du cliché.

L'auteur fait remarquer que le radiographe doit apporter toute son attention dans l'examen des épreuves négatives et qu'il faut toujours faire des clichés de comparaison.

Dans une de ses cliniques à l'hôpital Necker, le 22 janvier 1902, M. le Pr Guyon présentait les résultats de deux radiographies dont l'une était négative et l'autre positive fut confirmée par l'opération.

Le 16 avril, à la *Société de chirurgie*, MM. Routier, Bazy et Chaput présentaient des observations de calculs du rein diagnostiqués par les rayons X.

M. Routier montrait plusieurs calculs pesant ensemble 575 grammes, enlevés par la taille rénale à un homme de 54 ans qui les portait, sans doute, dit l'auteur, depuis 20 ans. En même temps il présentait la radiographie qui permettait d'assurer le diagnostic (Obs. XI).

M. Bazy dit avoir enlevé des calculs uriques pour lesquels la radiographie avait été négative.

M. Chaput présente une observation très intéressante dont nous donnons une reproduction aussi fidèle que possible (Obs. X). Il s'agit de deux calculs dont l'un très volumineux qui furent tous deux diagnostiqués par la radiographie.

CHAPITRE III

DES IMAGES RADIOGRAPHIQUES

Avant d'aborder l'examen et la discussion des résultats que nous allons présenter dans les observations qui vont suivre, il est une série de questions que le clinicien doit connaître et sans lesquelles il ne pourra faire une interprétation sérieuse d'une épreuve radiographique. Grâce aux précieux renseignements que M. II. du Boistesselin, chef du laboratoire de M. Contremoulins à l'hôpital Necker, a bien voulu nous fournir, nous essayerons de les exposer le plus clairement possible.

1. *Technique opératoire* (1). — Le tube de Crookes sera fixé à une distance de $0^m,75$ de la plaque radiographique au centre de laquelle devra correspondre l'aplomb du tube. Ensuite le sujet ayant été préalablement purgé pour éviter l'accumulation de gaz et matières fécales dans l'intestin, on le placera au-dessous du tube sur la table radiographique. Pour cela on s'appliquera à lui donner une position telle qu'il puisse conserver une immobilité aussi complète que possible. On le placera dans le décu-

---

(1) II. du Boistesselin. Les méthodes radiographiques. *L'électrochimie*, revue mensuelle, octobre 1902, nᵘ 10 et janvier 1903, n° 1.

bitus dorsal, les mains derrière la tête, les bras et la tête
soutenus par des coussins ; les jambes seront en demi-
flexion et reposant sur un calle-jambes spécial.

Le point d'incidence qui, autrefois, était à l'ombilic,
est pris aujourd'hui au milieu de la ligne qui joint l'ombilic à l'extrémité inférieure du sternum, à l'appendice
xyphoïde. Telle est la technique suivie au laboratoire de
M. Contremoulins à l'hôpital Necker.

II. *Aspect des taches.* — Les taches sont beaucoup
plus nettes sur la plaque que sur l'épreuve. Elles sont
généralement cunéiformes, quelquefois anguleuses à contours nets ou diffus et plus ou moins opaques.

Le contour diffus provient de différentes causes et
pour bien le comprendre il faudrait définir ce qu'on en-
tend par *tache radiographique*. M. H. du Boistesselin a
essayé de nous en donner une définition : c'est, dit-il,
l'intersection d'un cône ayant pour sommet le foyer du
tube et pour directrice le contour apparent et visible du
calcul par la plaque radiographique. La tache de l'épreuve
radiographique n'est donc qu'une ombre projetée.

D'après cela le contour diffus de la tache provient :

1° *De la forme du calcul.* — En effet, un calcul irré-
gulier, mamelonné, branchu, n'offrira pas aux rayons
une ombre aussi nette qu'un corps absolument régulier et
par conséquent sur l'épreuve radiographique la tache aura
des contours flous (fig. 1 et 2);

2° *De sa composition chimique.* — Il est évident, comme
cela arrive souvent, que si un noyau est entouré d'une
substance moins opaque aux rayons X, soit un noyau
phosphatique entouré d'une chemise de carbonate, on

aura une tache dont les contours seront plus ou moins diffus :

3° *De la mobilité du rein.* — Il est certain que dans ce cas on aura une tache très floue, comme cela se produit en photographie quand un objet se déplace continuelle-ment.

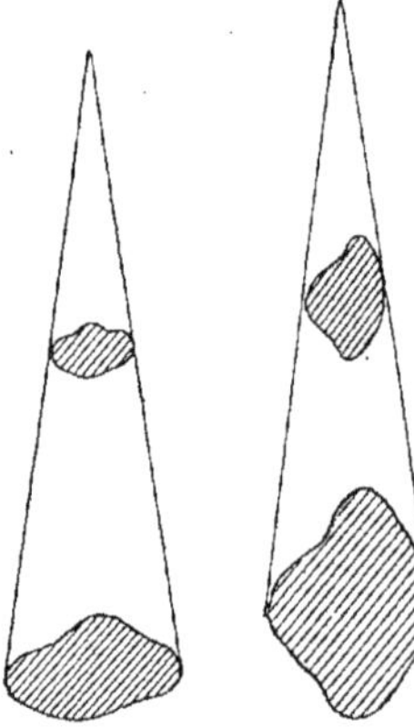

OPACITÉ DE LA TACHE. — Quant à l'opacité de la tache elle dépend de plusieurs fac-teurs. Il est certain que la *nature du calcul* a une grande importance. Ainsi l'acide uri-que seul ne donnera aucune image, mais si on a, soit un calcul de phosphate, de car-bonate ou d'oxalate, enve-loppé d'acide urique, seul le noyau central fournira une tache, soit un calcul d'acide urique entouré d'une enve-loppe fourni par un des autres sels de chaux, on aura seulement un contour opaque correspondant à la partie visible du calcul (fig. 3).

Outre les infinies variétés qui peuvent se rencontrer, il faudra tenir compte aussi de la *grosseur* et de la *forme* du calcul. D'après M. Béclère (1), médecin de l'hôpital Saint-Antoine, « les calculs urinaires sont d'autant plus

____

(1) BÉCLÈRE. La radiographie stéréoscopique des calculs urinaires. *Presse médicale*, 14 février 1903, n° 13.

difficilement décelés qu'ils sont plus petits et au-dessous
d'un certain volume ils se dérobent à la recherche, alors
même qu'elle est pratiquée suivant les meilleures règles ».
M. Albert Schönberg (1) estime qu'un calcul
ne peut échapper à la recherche que s'il
atteint au moins le volume d'un pois. La
forme est aussi à considérer. En effet, s'il
est plus long que large et s'il est projeté
sur la plaque sous un certain angle, la
tache aura une opacité différente suivant les
cas. Il est certain que s'il est projeté suivant sa longueur ou sa largeur, toutes
choses égales d'ailleurs, la tache fournie
par le calcul sera plus ou moins opaque
(fig. 2).

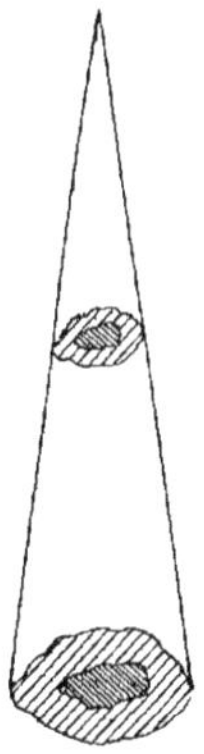

De plus, la *nature des rayons* dont on
se sert joue un rôle très important ; on aura
des différences très grandes suivant qu'on
emploiera un tube « *mou* » ou un tube « *dur* ».

Fig. 3.

On sait que l'image formée dépend de l'état de vide
du tube et aussi de la quantité des rayons émis par ce
tube. Or, jusqu'à présent les examens radiographiques
sont pratiqués d'une façon empirique par chaque radiographe et nulle entente n'est possible entre eux puisqu'ils sont aussi bien empêchés de définir leur façon de
faire que l'étaient les électriciens naguère quand les me-

---

(1) Albert Schönberg. *Fortschritte auf dem Gebiete der Roentgen-
strahlen*, 1903, 27 juin, Bd V, Heft 5.

sures électriques n'existaient pas. M. Contremoulins (1), directeur du laboratoire de radiographie de Necker, a imaginé deux moyens de comparer oculairement des teintes équivalentes qui traduisent les deux facteurs essentiels à connaître : 1° *le degré de pénétration des rayons* ; 2° *la quantité des rayons émis dans un temps donné.*

Les deux facteurs, quantité et pénétration sont déterminés par des lectures simultanées, fournies par la fluorescence d'un écran de platino-cyanure de baryum disposé derrière deux fenêtres par un de leurs bords avec une troisième éclairée par une lumière artificielle d'intensité variable. C'est dans le but de remédier à l'insuffisance de moyens permettant de mesurer la *quantité* en même temps que la qualité des rayons émis dans un temps donné que M. Contremoulins a imaginé son ingénieux instrument dont nous avons donné le principe et auquel il a donné le nom de *métroradioscope.*

Il est une autre question qui a beaucoup occupé les radiographes c'est le temps de pose. Jusqu'ici chacun s'est fait une méthode d'après ses résultats. Au début on faisait des poses très longues jusqu'à 20 minutes et plus, aujourd'hui on les a beaucoup diminuées, sans pour cela qu'il y ait de règle absolue ; cependant 3 à 5 minutes suffisent généralement sauf quand il s'agit de traverser des parois très épaisses. D'ailleurs le temps de pose doit être en rapport avec la pénétration des rayons, c'est-à-dire avec l'état de vide du tube employé et la quantité de

---

(1) Contremoulins. La métroradiographie. *Archives d'électricité médicale expérimentales et cliniques.*

rayons émis à chaque décharge. Il n'y a pas encore de règle fixe à ce sujet.

Enfin, un autre facteur, dont l'importance est évidente, intervient, c'est l'*épaisseur du sujet*. Il est hors de doute que chez les individus à parois épaisses et surtout chez les obèses, on n'obtiendra pas des images aussi nettes que chez les individus maigres ou à parois minces. On a observé que lorsque la paroi du sujet dépasse 3o centimètres, on n'a plus d'image radiographique nette. Pour obvier à cet inconvénient on comprime l'abdomen du malade pendant le temps de pose et on arrive ainsi à obtenir des résultats là où, sans autre précaution, on n'aurait rien obtenu (1). C'est ce qui explique pourquoi on obtient en général de bons résultats chez les enfants. La compression est obtenue au moyen d'une planche en bois de 1 centimètre et demi à 2 centimètres d'épaisseur. Cette planche est maintenue par des écrous sur deux tiges fixées sur la table radiographique. Lorsqu'il existe un doute et qu'on hésite pour savoir si une tache est accidentelle et n'est pas due à la présence d'un calcul, M. Béclère (2) préconise le stéréo-diagnostic. Cela se rencontrera surtout dans le cas où les tissus à traverser présentent de grandes épaisseurs et où il se produit des rayons secondaires. En pareil cas, dit l'auteur, « on a tout avantage à pratiquer la stéréo-radiographie, c'est-à-dire à obtenir nécessairement deux clichés dans deux positions différentes de l'ampoule radiogène convenablement choisies,

---

(1) Du Boistesselin, *loc. cit.*
(2) Béclère. *Loc. cit.*

de telle sorte que les deux images examinées au stéréo-
scope donnent l'impression d'un objet unique, avec illusion
du relief et de la profondeur ».

III. *Dimension.* — On ne peut jamais affirmer d'après
la dimension de la tache quelle doit être la dimension
du calcul, car, en effet, comment peut-on s'assurer que
l'ombre projetée sur la plaque radiographique n'est pas
due à un noyau opaque de sel de chaux (oxalate, carbonate ou phosphate), entouré d'une enveloppe d'acide
urique laquelle sera absolument transparente (V. fig. 3).
Cependant en règle générale en admettant que le calcul
soit d'une composition chimique homogène (sel de chaux,
par exemple) et d'une forme régulière il est évident
que l'ombre projetée sera toujours de dimension plus
grande que ne l'est le calcul (V. fig. 1 et 2). D'ailleurs
la définition même de la tache radiographique prouve
que la détermination de la dimension du calcul est
impossible.

IV.. *Nature du calcul.* — Actuellement il est impossible de déterminer exactement la nature du calcul d'après
la tache qu'il donne sur une épreuve radiographique.
Cependant, d'après M. H. du Boistesselin, une tache à
contours arrondis, de faible opacité et d'un aspect tout
particulier, impossible à définir et que seul un œil exercé
est capable de saisir, indique une *bouillie calculeuse*. Quoi
qu'il en soit, la science radiographique fait tous les jours
de nouveaux progrès et d'ici peu on pourra déterminer
la nature de l'*enveloppe visible* du calcul.

Chaque pus, nous dit M. H. du Boistesselin, donne une tache d'un aspect particulier. C'est ainsi qu'on a pu dernièrement faire le diagnostic radiographique d'un abcès tuberculeux, dans le voisinage de la vessie, diagnostic qui fut confirmé par l'opération chirurgicale.

V. *Siège.* — Il est difficile, pour ne pas dire impossible, de déterminer exactement le siège d'un calcul du rein. En effet, outre le volume de l'*organe* qu'on peut apprécier à l'avance avec les moyens d'investigation clinique, même en prenant toujours le même point d'incidence, il faut tenir compte de l'*épaisseur des tissus* à traverser sur laquelle on n'a que des renseignements approximatifs. Enfin les déplacements du rein entrent également en jeu. Peut-être pourrions-nous le savoir un jour, grâce à la métroradiographie ?

La forme de la tache pourra quelquefois servir à déterminer sa position ; c'est ainsi que, d'après la forme triangulaire d'une tache dont la base était dirigée en haut, on a pu soupçonner la situation du calcul dans le bassinet.

CHAPITRE IV

Publiée par M. ALBARRAN en 1899 dans les *Ann. des mal. des org.
génito-urin.* (1).

N... B... H..., âgé de 28 ans, rentier, entre à l'hôpital Necker,
service de M. le Pr Guyon, le 9 juin 1899.

Il y a une dizaine d'années, le malade remarqua que ses urines
étaient troubles et laissaient un dépôt visqueux et blanchâtre au
fond du vase. Quelque temps après, il contracta une blennorrhagie qu'il ne put soigner immédiatement. Il eut ensuite des
hématuries assez abondantes, ses urines rouges foncées contenaient des caillots assez volumineux sans forme déterminée. Le
malade ne précise pas à quel moment de la miction il rendait de
l'urine plus colorée. Ces hématuries durèrent 15 jours environ,
s'accompagnèrent de douleur, de ténesme et disparurent d'elles-
mêmes.

Il y a 6 ans, il ressentit de violentes douleurs dans les reins
ne ressemblant en rien à celles des coliques néphrétiques. Aucun
autre symptôme ne vint s'ajouter à ces douleurs qui disparurent
sans aucun traitement.

Il y a 3 ans environ de nouvelles hématuries survinrent à
l'occasion d'une marche et après un peu d'équitation. Les mictions étaient plus fréquentes et les urines colorées en rouge ;
tantôt légèrement rosées, tantôt absolument rutilantes, suivant
l'intensité de la fatigue. Après le repas, elles reprenaient leur

---

(1) *Loc. cit*

coloration normale tout en conservant un léger trouble. Ces hématuries étaient de peu de durée et survenaient sans symptômes douloureux. Il en eut ainsi pendant un an environ ; on le traita alors avec du salol et de l'essence de térébenthine.

En 1897, c'est-à-dire il y a 2 ans, il prit part à la guerre gréco-turque, où il mena une vie très fatigante et cependant, jamais il ne constata la présence de sang dans ses urines qui étaient toujours troubles.

Actuellement 1899, les difficultés de la miction se sont accusées et s'il ne satisfait pas immédiatement le besoin d'uriner, il est obligé de pousser et de faire des efforts considérables pendant quelques instants avant que l'urine soit expulsée normalement. Pour uriner plus facilement, il prend de préférence la position accroupie.

Afin d'éviter les douleurs que lui causent les mictions, il urine le moins souvent possible, mais quand après avoir été distendue, la vessie est ensuite vidée, il éprouve des douleurs violentes localisées profondément au périnée sans irradiations. Il urine tous les quarts d'heure le jour et la nuit.

M. le Pr Guyon l'examine :

La palpation au moment de l'expiration permet de sentir le rein droit par ballottement, il est gros, globuleux. Le rein gauche est également senti.

Urines troubles, pas trace d'hématurie. Au repos on voit au fond du bocal quelques petits grains de sable rouge. Légère polyurie, 3 litres 1/2 environ.

Le malade entre à l'hôpital le 9 juin avec phénomènes de cystite assez accusés : fréquence des mictions, douleur terminale et pyurie. Les uretères ne sont sensibles ni spontanément, ni à la pression. L'extrémité inférieure du rein droit déborde les fausses côtes dans les grandes inspirations.

Le canal est libre, la vessie est sensible au contact et à la distension, capacité = 180 grammes. Rien à la prostate ni aux vésicules. Testicules et épididymes normaux.

M. Albarran examine également ce malade et conclut à la présence de calculs rénaux. Dans le but d'étager plus solidement un diagnostic, il demande à M. Contremoulins de faire une radiographie de la région lombaire.

Le 24 *juin* 1899. — M. Contremoulins pratique une radiographie (cliché 112, F. 11) englobant la région occupée par les deux reins. D'après les taches qu'on observe sur l'épreuve radiographique et sur le cliché, M. Contremoulins affirme la présence de calculs dans les deux reins.

M. Albarran (1) décrit ainsi les ombres qu'on voit dans l'épreuve radiographique (fig. 4).

« Du côté gauche, à 9 centimètres de la ligne médiane, on voit une ombre très nette en partie masquée par celle de la 11ᵉ côte, sa forme est irrégulière et rappelle un L renversé ⌐ dont le sinus regarde en dehors. Les plus grandes dimensions longitudinales et transversales sont de cinq centimètres. Affleurant en haut la 10ᵉ côte, en bas la 12ᵉ ; cette ombre est située tout entière sous les côtes.

« Du côté droit, on voit aussi 3 petites taches dont la plus grosse n'atteint pas le volume d'une noisette, et qui se trouvent placées, la première au-dessous de la 11ᵉ côte, la deuxième entre la 11ᵉ et 12ᵉ et la troisième au-dessous de la douzième côte près de sa pointe. »

A cette époque, les urines étaient troubles et franchement purulentes à l'émission.

Le 28 *juin*. — M. Albarran pratique la néphrotomie gauche sous chloroforme. La palpation directe du rein permet de reconnaître une augmentation de volume et de consistance. Après incision du parenchyme, on trouve *un calcul ramifié engagé dans les calices et le bassinet.*

Pour l'extirper on est obligé de le fragmenter en trois morceaux qui *juxtaposés l'un à l'autre reprennent la forme ramifiée des calices.*

Drainage et suture des plans profonds et de la peau.

---

(1) ALBARRAN. *Loc. cit.*

Fig. 4. (Obs. I). Publiée par M. Albarran dans les *Annales des maladies des organes génitaux urinaires*, 1899.

C. NAUD. — Éditeur.

L'analyse chimique des calculs montre qu'il s'agissait de *calculs phosphatiques*.

On soigna la vessie qui dans les premiers jours de septembre avait une capacité de 120 grammes.

Le 10 *septembre* 1899, le malade guéri quittait l'hôpital.

OBSERVATION II (résumée) inédite.

Recueillie dans le service de M. le Pr GUYON.

La nommée D... femme L..., 34 ans, casquettière, entre à la salle Laugier, lit 19, le 4 mars 1899.

Réglée à 16 ans régulièrement, elle eut quatre enfants dont un seul vivant. A la suite du 3ᵉ accouchement, elle eut des pertes de sang qui nécessitèrent en 1889 son entrée dans le service de M. Pozzi, où on lui fit un curettage suivi de l'opération de Schrœder.

Depuis son dernier accouchement, janvier 1891, cette femme conserva une certaine sensibilité dans la région abdominale. Bientôt elle ressentit des douleurs de plus en plus violentes et à la fin de 1895, M. Clado lui fit une hystérectomie vaginale.

Au mois d'octobre de cette même année, la malade commença à ressentir des douleurs dans la région lombaire en même temps qu'une certaine difficulté pour uriner. Quelques jours après ses urines devinrent purulentes et elle rendit un calcul phosphatique. A la suite de cette expulsion elle eut une hématurie pendant une journée, ensuite ses mictions redevinrent normales et en même temps les douleurs diminuèrent.

Depuis cette époque tous les trois ou quatre mois la malade est reprise de douleurs lombaires; ses urines sont purulentes pendant plusieurs jours, tantôt le pus est mélangé avec l'urine, tantôt c'est une véritable débâcle de pus, suivie de l'expulsion d'un calcul et d'hématuries qui durent environ 24 heures.

En 1897 elle fut soignée dans le service pour une cystite.

Elle entre de nouveau dans le service le 4 mars 1899 parce qu'elle souffre depuis 4 semaines dans la région abdominale. Ses mictions sont normales sauf un peu douloureuses à la fin.

Les jours suivants, les urines sont purulentes. On n'arrive à sentir le rein que par la palpation progressive ; le trajet urétéral est douloureux à l'exploration. La malade présente une hyperesthésie généralisée et à gauche une sciatique assez douloureuse.

9 *mars*. — Examen de M. le Pr Guyon.

On ne sent pas le rein gauche et il n'y a pas de défense musculaire. La pression très profonde dans l'angle costo-vertébral occasionne une douleur qui s'irradie jusqu'à la vessie. La paroi pelvienne n'est pas empatée, le trajet urétéral pas senti. Il existe également de la douleur au niveau de l'échancrure sciatique. La vessie n'est pas sensible au contact, ni à l'exploration métallique.

La malade refuse de se laisser pratiquer le cathétérisme des uretères.

A l'examen des urines on trouve des leucocytes, de rares hématies et des cristaux d'oxalate de chaux.

15 *mars* 1899. — M. Guyon pratique une néphrotomie gauche. Il existe de la périnéphrite scléro-lipomateuse, des adhérences de la capsule en arrière à la paroi abdominale et une poche rénale, volumineuse et flasque. Le bord convexe du rein incisé, on évacue plusieurs poches superposées dans la hauteur du rein. Le pôle supérieur est converti en une vaste poche qui contient environ 5o grammes de pus et plusieurs calculs. Le parenchyme rénal est très mince. Le pôle inférieur du rien contient aussi une poche mais plus petite et la substance rénale à cet endroit est formée par une couche épaisse de 1 centimètre environ.

Le pus légèrement floconneux contient en suspens quelques calculs et de la *bouillie phosphatique*, ce qui fut démontré à l'analyse : quantité 100 grammes environ.

Le 18 *avril* 1899, la malade souffre de son rein droit, elle a une crise analogue aux précédentes. Urines troubles légèrement purulentes. Rein droit mobile, son extrémité inférieure affleure la ligne ombilicale, son extrémité supérieure se dégage dans les inspirations ; bord interne à 2 travers de doigt de la ligne médiane, l'externe à la même distance du flanc.

Le 25 *avril.* — La malade rend un calcul phosphatique.

Le 27 *avril.* — Les deux reins sont douloureux, surtout le droit.

Le 13 *juin.* — La malade sort de l'hôpital conservant une fistule lombaire uro-purulente.

Le 19 *juin.* — Elle entre de nouveau à l'hôpital pour douleurs accusées au même niveau.

Le 28 *juin* 1899. — M. Albarran tente la cystoscopie, une sonde n° 9 est arrêtée dans l'uretère après un trajet de 5 centimètres. On fait l'épreuve du bleu de méthylène, les urines se répandent en plus grande abondance par la plaie que par la vessie.

M. Albarran fait pratiquer la radiographie.

Le 28 *juin.* — M. Contremoulins examine la malade aux rayons X et tire une épreuve radiographique de la région lombaire (Cliché 264, C. E. 14).

Sur cette épreuve on voit que le rein gauche est absolument transparent et que le rein droit au contraire offre trois taches absolument distinctes. Dans l'interprétation de ces taches, M. Albarran demande l'avis de M. Contremoulins qui affirme qu'elles sont dues à la présence de calculs. La première, longue de 2 centimètres environ et large de 1 centimètre avec grosse extrémité renflée siège à 2 centimètres de l'intersection des 1er et 2e lombaires et à peu près à la même distance de la 12e côte. Ses contours sont flous.

La 2e semble occuper le 1/3 inférieur du rein ; elle est située approximativement à 2 centimètres des 3e et 4e lombaires et à 3 centimètres au-dessus de l'extrémité postérieure de la crête iliaque droite. Longue de 2 centimètres et demi et large de 1 centimètre, son extrémité supérieure offre un renflement beaucoup plus accusé que sur la précédente qui rappelle assez bien l'extrémité supérieure du fémur. La coloration moins intense mais

— 62 —

beaucoup plus uniforme que la précédente fournit des contours
beaucoup plus nets.

La 3e dont les contours sont aussi nets que ceux de la 2e
offre la dimension d'une noisette. Située en dehors des deux précédentes elle est beaucoup plus rapprochée de la 2e dont elle
occupe la partie supérieure et externe.

Le 12 *juillet*. — M. Albarran examine la malade et sent le
rein droit qui est douloureux.

Le 22 *juillet*. — Néphrolithotomie droite. M. Albarran trouve
*trois calculs de la grosseur du petit doigt et présentant une
forme bien spéciale,* deux ressemblent à l'extrémité inférieure du
fémur et le 3e à l'extrémité supérieure du même os.

Analyse chimique : calculs phosphatiques.

Le 29 *août*, la malade sort de l'hôpital, et elle revient faire
panser sa plaie qui est très belle.

Le 16 *octobre*, les plaies lombaires sont fermées.

OBSERVATION III (résumée), inédite.

Recueillie dans le service de M. le Pr GUYON.

La nommée R..., femme Bl..., 32 ans, couturière, entre à la
salle Laugier, lit n° 5, le 14 janvier 1901.

Il y a 14 ans à la suite d'une fausse couche, elle eut une mé-
trorrhagie et ressentit en même temps une violente douleur dans
le côté gauche que l'on considéra comme une colique néphrétique. Pendant les 4 années suivantes douleur tantôt à droite,
tantôt à gauche. Les urines sont claires et sans graviers.

Depuis 10 ans les douleurs sont localisées uniquement dans
le côté gauche. Elles sont très violentes et siègent dans l'hypocondre avec irradiations plutôt en ceinture que sur le trajet
urétéral. D'une durée de 24 heures et accompagnées de vomissements et de fréquence des mictions les premières années, les
crises revenaient à intervalles irréguliers et éloignés, elles sont
aujourd'hui de plus en plus rapprochées. En même temps

que les douleurs se sont accrues, ses urines sont devenues troubles et c'est un an après l'apparition de ce *nouveau symptôme* que la malade a commencé à expulser des calculs blanchâtres, de consistance très variable et pouvant atteindre le volume d'un pois.

Les mictions sont normales, sans hématuries, légère douleur à la fin.

Il y a 2 ans elle a été soignée à la consultation du service. M. Pasteau lui fit pendant 4 mois des lavages au nitrate d'argent dans le bassinet gauche. Elle se trouva si améliorée qu'elle ajourna l'intervention proposée.

En *août* 1900, on lui fit encore deux lavages, ces divers cathétérismes ne montrèrent l'existence d'aucune rétention.

Le 14 *janvier* 1901, à son entrée dans le service, elle était amaigrie et n'avait plus d'appétit.

Examen de M. le Pr Guyon.

Le rein gauche par le palper bimanuel est senti quand on fait respirer largement la malade. Il est très interne, distant de trois travers de doigt de la ligne médiane et manifestement bosselé.

Le rein droit, dans le décubitus dorsal avec oreillers, sans inspirations n'est pas senti. L'inspiration le dégage sous les côtes, il remonte en arrière. La surface n'est pas très régulière, il n'est pas tendu, pas sensible à la pression, il est en position très interne comme le rein gauche.

Dans le décubitus latéral, il ne se dégage que dans l'inspiration pendant laquelle il est senti en avant et en arrière. Il est souple et un peu bosselé.

A l'examen histologique des échantillons d'urine l'un pris le matin au réveil et l'autre dans la journée, on trouve des hématies mais pas de différence dans leur quantité.

M. Contremoulins pratique le 16 janvier un examen radiographique de ces deux reins, dont il tire une épreuve (Cliché, n° 733. N° Cl. 117). Au niveau du rein gauche ou aperçoit 4 taches très nettes.

— 64 —

Au niveau de la 2ᵉ vertèbre lombaire et à 2 centimètres en
dehors d'elle on voit sur l'image radiographique une opacité
assez accusée, allongée, ayant 4 centimètres de long sur 1 centimètre et demi de large à contours diffus. Au-dessous de cette
tache et plus à droite à 3 centimètres de la 3ᵉ vertèbre lombaire
on voit deux autres petites taches superposées de la dimension
d'une pièce de 1 franc beaucoup moins foncées que la première
mais suffisamment nettes pour permettre d'affirmer la présence
d'un corps étranger. Il existe également une 4ᵉ tache opaque
siégeant au-dessous et dans le prolongement de la première.

M. Contremoulins affirme que ces taches sont dues à la présence de calculs et même étant donnée la netteté des images pense
à des calculs phosphatiques.

18 *janvier*. — Cystoscopie par M. Pasteau.

Vessie saine, orifice urétéral droit petit, normal, le gauche
a une fente un peu plus volumineuse non enflammée, et ne donnant issue à aucun liquide spécial.

Cette première tentative infructueuse par suite d'incident
d'instrumentation est reprise le 20 janvier par M. Pasteau qui
cette fois retire 5 à 6 grammes de liquide louche. La sonde urétérale retirée prend une coudure anormale dans ses deux premiers
centimètres comme si elle avait contourné un calcul.

Le 23 *janvier*. — Néphrolithotomie gauche (M. Michon).

Incision lombaire oblique, le rein apparaît gros, ne peut être
attiré hors de la plaie. Deux incisions sont pratiquées sur son bord
convexe. Le rein présente une série de loges remplies de bouillie,
qui d'après son aspect doit être phosphatique et de petits calculs
paraissant uriques que l'on enlève à la curette. Fermeture du rein,
drains et mèches.

L'examen des calculs fait par M. Debains montra qu'il s'agissait de *calculs uniquement phosphatiques*.

12 *février*. — Issue de graviers par l'uretère et par la plaie
et peu à peu le fonctionnement du rein redevient normal.

Le 8 *mai*, la fistule se ferme.

21 *mai*. — Exeat.

Observation IV (inédite).

Recueillie dans le service de M. le Pʳ Guyon.

La nommée C... Louise, femme Ch..., âgée de 37 ans, coupeuse, entre le 20 avril 1901 dans le service de M. le Pʳ Guyon, à l'hôpital Necker, salle Laugier, lit 13.

Rien à signaler dans ses antécédents.

A 22 ans étant enceinte, elle fit une chute sur le ventre, et le lendemain après de vives douleurs, elle expulsa un embryon de deux mois et une partie du placenta. Les douleurs cessèrent pendant 4 jours pour revenir beaucoup plus intenses et accompagnées de fièvre légère, on diagnostiqua une péritonite.

Les douleurs continuant, elle vint à Paris un an après, elle entra à Saint-Louis, où M. Péan pratiqua une hystérectomie vaginale totale.

En 1896, début des accidents rénaux. Elle commença à ressentir dans la région hypogastrique des douleurs avec irradiations peu nettes, mais accompagnées d'écoulement urétral et de mictions fréquentes. A ce moment ses urines troubles contenaient de l'albumine. Elle ressentit des douleurs dans la région lombaire droite sans irradiations.

En 1898, elle eut une première colique néphrétique avec douleurs lombaires irradiées vers l'uretère, le périnée, les grandes lèvres, à la suite de laquelle elle expulsa un calcul gris pâle de la grosseur et de la forme d'une lentille.

En 1899 nouvelle colique néphrétique suivie de l'expulsion de trois calculs sans hématurie. Depuis cette dernière crise elle eut constamment dans la région lombaire des douleurs sourdes qui sont devenues aujourd'hui très intenses s'accompagnant d'hématuries légères, augmentées par le mouvement et calmées par le repos.

Le 22 mars 1901, elle vient consulter, se plaignant de douleurs lombaires à droite irradiées vers les grandes lèvres. On l'envoie à M. Contremoulins, qui, après avoir reconnu la preuve de corps étranger dans la région du rein, tire une épreuve radiographique d'après laquelle il affirme qu'il existe des calculs dans le rein droit, peut-être engagés dans l'uretère. On voit en effet sur l'image radiographique le rein gauche absolument transparent.

Au niveau du rein droit au contraire existent deux taches superposées. La *supérieure*, allongée comme l'extrémité d'un doigt, ayant à peu près la dimension en largeur d'une pièce de o fr. 5o, est située à droite au niveau de la 2ᵉ vertèbre lombaire, et à 2 centimètres d'elle et de la 12ᵉ côte. Elle se termine par une partie inférieure estompée. La tache inférieure située en dehors de la 1ʳᵉ et à 4 centimètres et des 3ᵉ et 4ᵉ vertèbres lombaires a la dimension et la forme d'une pièce de 1 franc. Cette dernière est moins opaque que la première.

EXAMEN. — Le rein gauche n'est pas senti et n'est pas douloureux. Le rein droit est légèrement douloureux à la pression lombaire.

La palpation bimanuelle permet de sentir le rein en partie dans les inspirations normales ; on n'arrive pas à sentir son extrémité supérieure. Son extrémité inférieure est sur une ligne transversale passant à 3 travers de doigt au-dessus de l'ombilic. L'uretère est légèrement douloureux à la pression.

Le toucher vaginal ne révèle qu'une légère douleur dans le cul-de-sac latéral droit et provoque des douleurs à distance dans la région lombaire.

La malade n'a jamais uriné fréquemment, les mictions n'ont pas été impérieuses, si ce n'est 3 ou 4 fois la semaine dernière. Seul le mouvement provoque des hématuries. Ses urines sont troubles.

Le 22 *mai*. — M. Pasteau pratique une néphrotomie. Le bord convexe du rein étant ouvert au niveau de l'extrémité supérieure, on trouve cinq ou six calculs ramifiés. Une incision semblable est faite sur le bord convexe au niveau de l'extrémité inférieure et on trouve également des calculs ramifiés dont nous ne connaissons pas la nature chimique. On pénètre dans le bassinet, l'uretère est libre.

Fixation du rein à la paroi, drainage des deux pôles du rein.
Drainage extra-rénal.

25 juin. — Guérison, exeat.

Observation V (résumée), inédite.

Recueillie dans le service de M. le Pr Guyon.

La nommée L... Léontine, femme M..., 36 ans, couturière,
entre le 2 avril 1901 dans le service de M. le Pr Guyon, salle
Laugier, lit 22.

Parmi ses antécédents, une seule chose est intéressante, ce
sont ses antécédents rénaux. Il y a 3 ou 4 ans environ, la malade
commença à sentir une légère douleur dans le flanc droit. C'était,
dit-elle, plutôt un endolorissement que de vraies douleurs, se
produisant principalement à l'occasion de la fatigue ou de la
marche. Quelques jours de repos suffisaient pour les calmer. Cet
état durait environ 15 jours, séparé par des intervalles variables
d'apaisement.

Ses urines étaient troubles et deux fois elles ont présenté une
coloration rosée au moment de la miction.

Il y a un an, au lieu de cet endolorissement, elle ressentit de
violentes douleurs irradiées vers la cuisse et la région inguinale.

A la suite de cette crise, elle eut aussi des douleurs en urinant
et des mictions fréquentes, surtout la nuit.

Le 30 *mars*, elle vient à la consultation où on constate un
léger endolorissement dans la région rénale droite mais le rein
n'est pas senti. Cependant ses urines étaient troubles et laissaient
déposer 1 centimètre de pus.

Aucun symptôme ne permettant d'affirmer un diagnostic,
M. Guyon l'adressa à M. Contremoulins qui tira une épreuve de
la région lombaire aux rayons X et affirme la présence des calculs.
Malgré cette affirmation, on considéra, dans le service, le dia-

gnostic de pyélo-néphrite calculeuse comme douteux. Sur
l'épreuve, en effet, au lieu d'avoir des taches très marquées, on
voit au niveau du rein droit, non sans une grande attention, une
tache très floue de la dimension d'une pièce de 1 franc avec un
prolongement supérieur de 2 centimètres de long sur 1 centimètre
de large, siégeant à environ 2 centimètres et demi à droite de
l'interstice des 2e et 3e vertèbres lombaires.

Le 4 *avril*. — M. Pasteau pratiqua une néphrolithotomie
droite qui vint confirmer le diagnostic affirmatif de M. Contremoulins.

Après l'incision lombaire iliaque classique, le rein fut facilement décortiqué et amené au dehors. Un aide pinça le pédicule
et on reconnut facilement en même temps que la sonde préalablement introduite dans l'uretère, un petit *calcul dans le bassinet*.
On incisa ensuite le bord convexe du rein et on retira un calcul
gris friable qui fut reconnu de nature phosphatique à l'analyse
chimique. Malgré le pincement du pédicule, l'incision rénale
donna beaucoup de sang, on fit des lavages au nitrate d'argent
et une suture partielle, puis on plaça deux drains, l'un rénal, l'autre
capsulaire.

La malade conserve une fistule urinaire.

3 *juillet*. — Exeat.

Recueillie dans le service de M. le Pr GUYON.

P... N..., 21 ans, musicien, entre le 6 septembre 1901, salle
Velpeau, 21, se plaignant de douleurs dans le rein et d'hématuries.

A. H. — Père et mère rhumatisants.

Le début de la maladie remonte à 8 ans. A cette époque, le
malade commença à souffrir dans la région rénale droite, c'était
une douleur sourde et profonde, s'irradiant parfois le long de

l'uretère, mais ne présentant jamais les caractères de coliques néphrétiques.

Deux ans après le début des douleurs, le malade eut une hématurie spontanée totale, survenant à toutes les mictions et pendant 7 jours. Au cours de cette hématurie, il ne souffrait pas plus qu'à l'habitude. Dès qu'elle fut terminée, les urines redevinrent claires et à plusieurs reprises laissèrent un dépôt rougeâtre, adhérent au fond du vase.

Quatre mois après, il eut une deuxième hématurie ayant les mêmes caractères que la première, mais qui ne dura qu'un jour.

Trois ans après cette seconde hématurie, il en eut une troisième identique aux premières qui dura trois jours.

Dans l'intervalle des hématuries, le malade éprouvait toujours des douleurs rénales droites, un peu plus accentuées quand il se fatiguait.

Il y a 3 mois, il eut pendant un mois et demi des hématuries totales survenant une ou deux fois dans la même journée et alternant avec des mictions normales. Ces hématuries survenaient tous les deux ou trois jours, et duraient parfois deux jours de suite.

Actuellement, douleurs rénales droites profondes, exagérées par la fatigue, pas d'hématurie, mictions normales.

Examen. — On ne sent pas le rein droit. La région lombaire droite est légèrement douloureuse à la pression. L'examen histologique montre des hématies plus nombreuses après qu'avant la marche.

On l'envoie de la consultation à M. Contremoulins, qui tire une épreuve radiographique le 1ᵉʳ mai (cliché n° 1070).

Sur cette épreuve, au niveau du rein droit, on voit au-dessus et à deux centimètres et demi environ de la 12ᵉ côte se dirigeant en bas et en dehors une tache allongée (3 centimètres), son extrémité inférieure étant au niveau de la 1ʳᵉ et 2ᵉ vertèbre lombaire va en s'amincissant brusquement au niveau du corps de la 1ʳᵉ et se termine par une queue au niveau de la 2ᵉ vertèbre lombaire.

Il entre le 6 *septembre* 1901 à l'hôpital.

Le 12 *septembre* 1901, M. Albarran pratique une néphrolithotomie. Incision lombaire recto-curviligne, section des différents plans de la paroi jusqu'à l'aponévrose de Zuckerkandl. On
voit à la partie inférieure de la plaie, le tissu graisseux para-rénal
séparé du tissu graisseux péri-rénal par le feuillet aponévrotique
rétro-rénal. On récline celui-ci avec une pince et le tissu péri-
rénal apparaît jaune et différent, présentant cependant un léger
degré de péri-néphrite de la partie interne de la face antérieure du
rein. La décortication rénale fut facile. Le rein attiré au dehors
apparaît un peu augmenté de volume, flasque et incurvé en forme
de fer à cheval. La palpation digitale du bassinet y fait découvrir
un calcul.

Pression du pédicule par un aide. Incision du pôle inférieur,
au niveau du bord convexe, on arrive dans le bassinet, d'où l'on
retire après quelques manœuvres de dégagement un calcul urique
en trois fragments. Ensemble, ces fragments avaient un aspect
coraliforme avec un noyau central gros comme une *grosse amande,*
situé dans le bassinet et deux prolongements irréguliers qui occupaient deux calices. Ces prolongements étaient unis au noyau
central par un pédicule étroit qui s'était brisé pendant les manœuvres d'extraction.

En explorant le calice inférieur par le bassinet, M. Albarran
sent un autre calcul au niveau du pôle inférieur du rein. Il pratique une nouvelle incision au niveau du calcul senti et l'extrait.
Il fait le cathétérisme de l'uretère de haut en bas avec une bougie olivaire qui pénètre facilement jusqu'à la vessie. Le bassinet
est dilaté.

Suture hémostatique de l'incision rénale supérieure au catgut
double. Suture partielle de l'incision inférieure laissant de la place
pour un drain placé dans le bassinet ; drain para-rénal, mèche
de gaze au contact de la suture rénale.

Suture partielle des différents plans de la paroi, laissant juste
la place pour les drains et la petite mèche.

Octobre. — Le malade part pour Vincennes. La plaie est
complètement fermée, il a une légère polyurie trouble.

16 octobre. — Il revient avec un abcès au niveau de la cicatrice. Incision et pansement.

Guérison au bout de quelques jours.

OBSERVATION VII (résumée), inédite.

Clinique du 22 janvier 1902, recueillie dans le service de M. le Pr GUYON.

G... Adèle, femme G..., 33 ans, couturière, entre le 16 juillet 1900 à l'hôpital Necker, salle Laugier, lit 22.

Son père mort à 58 ans d'une bronchite capillaire semble avoir eu des symptômes de lithiase rénale, sa mère âgée de 54 ans, bien portante.

En *avril* 1900 elle eut une première crise qui se manifesta par des douleurs brusques de la région lombaire gauche avec irradiations vers les grandes lèvres et le périnée, le long du trajet de l'uretère et vers le membre inférieur correspondant. Elles s'accompagnaient de vomissements, mais sans aucun trouble de la miction, ni hématuries. Cependant avant la crise, la malade remarqua quelques stries sanguinolentes. La crise dura une journée et fut suivie d'une abondante émission d'urines très troubles.

La malade eut ensuite plusieurs autres crises semblables, survenant tous les mois ou tous les 15 jours. Au cours d'une de ces crises, elle expulsa un petit calcul de la grosseur d'un petit pois.

Le 16 *juillet* 1901, elle entre dans le service, n'ayant pas eu de crises depuis 15 jours.

A la palpation, le rein droit n'est pas senti et n'est pas douloureux, pas de ballottement.

Le rein gauche est douloureux en avant et en arrière ; on ne sent pas nettement son extrémité inférieure.

L'uretère gauche, palpé sur le point de rencontre de la ligne horizontale menée par les épines iliaques antéro-supérieures et la ligne verticale partant de l'épine pubienne n'est pas douloureux, ni senti. Par le vagin, on détermine une pression douloureuse dans le cul-de-sac antérieur,

Vessie : capacité normale.

Utérus. Col long mobile, corps un peu antéfléchi mobile, non douloureux ; appareil digestif et circulatoire normaux.

2 *juillet*.— M. Contremoulins pratique une radiographie dont le résultat fut absolument négatif (cliché 1337). Cet examen radiographique fut renouvelé le 23 juillet 1902 (cliché n° 1406).

Cystoscopie. Orifice urétéral droit petit, normal ne se voit qu'au moment de l'éjaculation qui est régulière : orifice urétéral gauche, situé sur un petit mamelon arrondi constamment ouvert en bec-de-lièvre net, non ulcéré.

La malade quitte le service le 27 juillet 1901.

Le 9 *janvier* 1902, rentre à l'hôpital se plaignant de douleurs analogues aux précédentes.

Le 13 *janvier* 1902, nouvel examen radiographique négatif (cliché n° 2124).

Le 18 et 20 *janvier*, elle a une colique néphrétique avec dépôt abondant dans les urines.

Le 25 *janvier*, M. Pasteau pratique une néphrotomie exploratrice, il ne trouve rien dans le bassinet épaissi.

12 *février*. — Nouvelle colique néphrétique dans la nuit.

Enfin le 25 *février*, la malade quitte le service sa plaie complètement cicatrisée et sans avoir eu de nouvelle colique néphrétique.

Elle entre de nouveau dans le service le 8 octobre 1902, avec un calcul du rein tombé dans la vessie. On l'enlève par la lithotritie.

Observation VIII (résumé), inédite.

Clinique du 22 janvier 1902, recueillie dans le service de M. le Pr Guyon.

Le nommé R..., âgé de 35 ans, mécanicien, entre le 17 décembre à l'hôpital Necker, salle Velpeau, lit n° 8.

À l'âge de 17 ans, fièvre muqueuse ; à 18 ans, il contracta une blennorrhagie qui guérit sans complications.

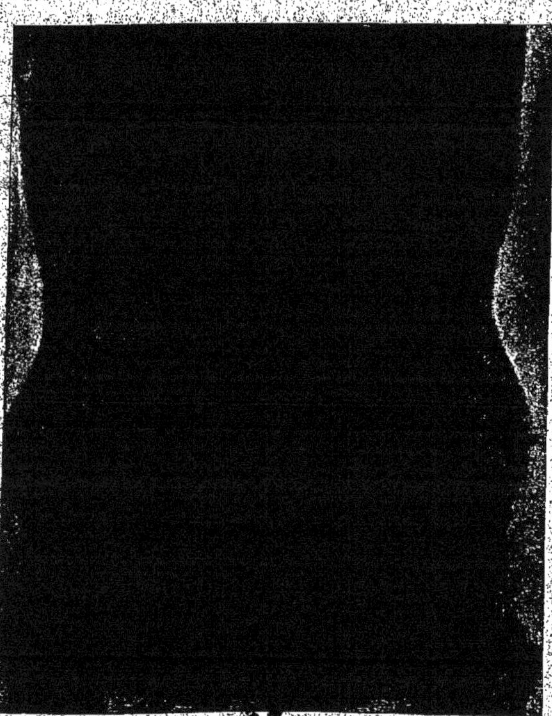

Fig. 5. (Obs. VIII).

En *septembre* 1900, débutent ses douleurs dans la région rénale droite. Il ressentit brusquement une douleur violente qu'il compare à un éclair. Il continue à souffrir jusqu'en avril 1901. Les douleurs revenaient tous les jours avec des intervalles de rémission et étaient augmentées par le mouvement. Du mois de mars au mois d'août période d'accalmie complète.

Au mois d'août, les douleurs réapparaissent plus fortes que jamais avec nausées et vomissements, mais sans cesser, bien qu'elles n'aient pas constamment la même intensité.

Le malade se présenta le 5 décembre 1901 à la consultation de la Terrasse.

7 *décembre*, l'examen chimique et histologique des urines pratiqué avant et après la marche, ne révèle rien d'anormal. Il ne présente aucun trouble du côté de la miction, jamais d'hématurie ni d'expulsion de graviers dans les urines.

En *août* 1901, nouvel examen d'urine. On trouve de l'albumine, on lui institue le régime lacté.

En *octobre* 1901 : 0,75 par litre.

Le 17 *décembre* 1901, le malade entre à l'hôpital salle Velpeau, lit n° 8 ; on constate un amaigrissement considérable, les muqueuses sont décolorées. D'avril en août, il reprend des forces et après une nouvelle période d'amaigrissement, il est actuellement dans un état stationnaire. La perte d'appétit coïncide avec les périodes de douleurs.

EXAMEN : Rein droit, pas de résistance musculaire, sensation d'empâtement ; la pression profonde de l'angle costo-vertébral détermine une légère douleur.

Les douleurs spontanées ont disparu depuis six semaines.

Rein gauche. Rien d'anormal.

La radiographie faite par M. Contremoulins le 10 décembre 1901 montre à droite de la colonne vertébrale, au niveau de la deuxième vertèbre lombaire, une tache très nette à contours arrondis du côté de la vertèbre en forme de demi-lune (fig. 5).

Vessie résidu 100 grammes ; capacité 300 grammes. Contractilité moyenne.

Canal n° 17, urètre postérieur douloureux.

Nouvel examen d'urine, absence d'albumine.

Rien d'anormal du côté du testicule et de l'épididyme.

Prostate un peu grosse.

18 *janvier* 1902. — Examen histologique des urines au point de vue des éléments rénaux.

Urines légèrement troubles.

Rares leucocytes.

Pas de cylindres rénaux.

Le 22 *janvier* 1902, M. Pasteau, aidé par M. Cathelin, interne du service, pratique une néphrolithotomie droite.

Incision classique, on tombe sur le pôle inférieur du rein lobulé et partout adhérent. Il est impossible de le décortiquer. Il est situé très haut, on suture la capsule à la peau et on pratique une néphrotomie basse, il sort un pus crémeux et un petit calcul noirâtre. On place un drain rénal et on fait le pansement.

L'analyse chimique du calcul montre qu'il est composé d'oxalate de chaux.

24 *janvier*. — Analyse des urines, énorme quantité d'urates. Leucocytes peu nombreux.

25 *janvier*. — Urines claires, acides sans dépôt. Leucocytes peu nombreux, rares hématies.

15 *mars* 1902. — Le malade sort ayant encore des drains dans la plaie rénale, il doit revenir se faire panser fréquemment.

OBSERVATION IX (inédite).

Due à l'obligeance de M. le Dr LANCEREAUX.

Le nommé V. A..., âgé de 45 ans environ, habitant la Roumanie, vient à Paris vers le mois de mars 1902 pour consulter un médecin dont l'opinion fait autorité. Il s'adresse à M. le Dr Lancereaux qui a bien voulu nous donner lui-même quelques détails sur l'histoire de ce malade.

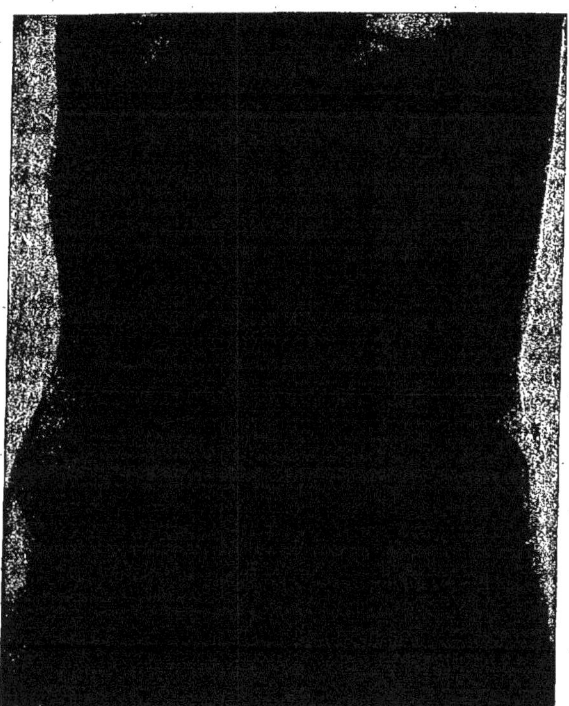

Fig. 6. (Obs. IX).

G. NAUD. — Éditeur.

Il lui raconta qu'il y a au moins 20 ans qu'il souffrait dans la région lombaire et que depuis longtemps il erre de capitale en capitale, où il consulte les médecins les plus réputés, cherchant en vain un soulagement à ses douleurs. Aussi bien en France qu'à l'étranger il reçoit des avis différents ; les uns lui conseillent de se faire opérer, les autres le lui interdisent formellement.

Les douleurs que ce malade ressent dans la région des reins, particulièrement à droite, varient d'intensité et sont quelquefois intolérables surtout quand elles sont provoquées. Un autre symptôme attirait beaucoup l'attention ; la présence de pus dans les urines, qui en contenaient plus à certains moments qu'à d'autres, comme si l'uretère obstrué se débouchait tout à coup. D'ailleurs, nous dit M. le Dr Lancereaux, tout l'arbre urinaire était atteint car le malade était depuis longtemps porteur d'une cystite. Jamais il n'a remarqué de sang dans ses urines, même après un exercice violent et il affirme n'avoir jamais rendu de calculs, ni de graviers. Il dit avoir constamment la fièvre ; cependant son état général est assez bon.

En l'examinant, à la palpation, M. Lancereaux sentit que le rein droit était dur à sa partie inférieure tandis que la partie supérieure l'était beaucoup moins.

Après cet examen sommaire, M. le Dr Lancereaux élimina d'emblée le cancer du rein à cause de la fièvre et de l'évolution de la maladie. La tuberculose rénale ne l'arrêta pas plus longtemps, étant donné l'état satisfaisant du malade, exempt de lésions bacillaires. M. le Dr Lancereaux conclut donc à la lithiase rénale droite.

Quelque temps après, M. le Dr Lancereaux, assisté de M. le Dr Bazy, pratiqua un nouvel examen ; tous deux conclurent à la présence d'un calcul dans le rein droit. Pour plus de sûreté et comme moyen de contrôle, MM. Lancereaux et Bazy conseillèrent au malade de se faire radiographier. Le 2 mai 1902 M. Contremoulins tira une épreuve radiographique (cliché 2647 A B 198) d'après laquelle il affirma la présence d'un calcul dans le rein droit (fig. 6).

Sur le cliché, d'une remarquable netteté, on voit au niveau du pôle inférieur du rein droit six taches dont la plus volumineuse irrégulière de la dimension d'une pièce de 5 francs, située à deux centimètres environ de l'interstice qui sépare la 3e et la 4e vertèbres lombaires et les 5 autres plus petites, grosses comme une noisette, situées en dehors de la première et semblant se mêler les unes dans les autres et séparées par des ponts beaucoup plus clairs.

L'épreuve radiographique moins facile à interpréter présente des ombres analogues qui, d'après M. Lancereaux, sans être démonstratives, étaient en faveur du diagnostic de calcul du rein droit.

M. le Dr Lancereaux donna donc au malade le conseil de se faire enlever le rein droit. Celui-ci, effrayé par la perspective d'une opération, consulta plusieurs médecins et chirurgiens parmi lesquels M. Albarran qui soupçonna la tuberculose rénale et lui déconseilla l'opération.

Peu de temps après, à bout de patience, il se décida et alla trouver M. le Dr Doyen qui diagnostiqua également la tuberculose rénale et ne consentit à l'opérer que sur les instances de M. le Dr Lancereaux.

La néphrectomie droite fut pratiquée et on trouva dans le bassinet un volumineux calcul branchu dont la composition chimique n'a pas été déterminée, mais qui semblait mixte, c'est-à-dire composé de phosphates et carbonates de chaux.

L'opération eut lieu dans les meilleures conditions et le malade guérit, mais conserva un peu de pus dans ses urines.

Observation X

Présentée par M. Chaput le 16 avril 1902 à la Société de Chirurgie.

Mme T..., âgée de 49 ans, entre le 6 mars 1901 dans le service de M. Chaput pour une tuméfaction de la fosse iliaque avec flexion permanente de la cuisse.

Elle a commencé à souffrir en décembre 1900 de crampes très douloureuses dans les régions lombaire et iliaque gauches. Peu à peu la cuisse se fléchit sur le bassin ; elle fut obligée de prendre le lit et entra bientôt à l'hôpital.

A l'entrée, on constate à la palpation une tumeur siégeant dans la fosse iliaque gauche, du volume d'une grosse orange fluctuante. La peau n'est pas œdémateuse; ni rouge, ni adhérente ; la paroi abdominale est indemne. La cuisse est fortement fléchie sur le bassin, la région lombaire est tuméfiée. Les urines sont rénales et contiennent beaucoup de muco-pus. Rien de spécial au toucher rectal ni vaginal, la température oscille aux environs de 38°.

La malade raconte qu'il y a 7 ou 8 ans, au cours de sa 3e grossesse, elle a été prise de violentes douleurs au niveau de la région lombaire, avec irradiations vers la cuisse. Les médecins qui l'ont vue n'ont pas parlé de coliques néphrétiques.

Les douleurs persistent pendant 3 ans avec absence de règles et hémorragies anales supplémentaires. Les urines étaient à cette époque très troubles et contenaient une notable quantité d'albumine.

Il y a 4 ans, les douleurs ont disparu, les urines sont devenues claires, cette amélioration persista jusqu'en décembre 1901.

Le 9 mars 1901, après une anesthésie lombaire insuffisante, on administra du chloroforme et l'abcès iliaque qui contenait une grande quantité de pus fétide fut incisé. Rapidement la cuisse s'allonge, mais la fistule ne se ferme pas.

Le 30 mai, après une anesthésie lombaire parfaite, M. Chaput pratique une contre-ouverture déclive au-dessus de la crête iliaque. Quelque temps après, la malade sort conservant encore sa fistule.

En février 1902, sa fistule persiste. M. Chaput soupçonne une affection calculeuse du rein, palpe la région lombaire qui est très tuméfiée. Ses soupçons se précisent et il l'envoie à la Radiographie où M. Contremoulins constate la *présence de deux gros calculs du rein*, l'un arrondi de 2 centimètres de diamètre, l'autre

en forme de bonnet phrygien mesurant 5 centimètres de long sur
5 centimètres de large (cliché A B. 123).

Les urines sont rénales et purulentes.

Le 10 *mars* 1902, anesthésie au chloréthyle et chloroforme.

Incision oblique de l'angle costo-lombaire à l'épine iliaque
antéro-supérieure. On traverse un tissu épais, très dense, très
saignant, lardacé et très dur. M. Chaput se dirige, dit-il, sur le
rein à tout hasard sans aucun point de repère ; il ouvre successi-
vement plusieurs abcès fétides et arrive bientôt sur le gros calcul
en forme de bonnet qu'il extrait assez difficilement et par morcel-
lement.

En se guidant sur les données de la radiographie, M. Chaput
cherche le deuxième calcul en haut et en dehors du premier et
le trouve bientôt. Il est caché derrière la dernière côte et en présence de l'impossibilité de l'extraire, il réséque cette côte et retire
alors facilement le calcul.

Le gros calcul est friable et probablement phosphatique.

Le petit dur et lourd est formé de phosphates et carbonates
de chaux.

Cette observation, dit M. Chaput, est intéressante à plusieurs
titres, mais surtout au point de vue du diagnostic. Remarquons
d'abord qu'au moment des premières douleurs lombaires, il y a
7 ans, personne n'avait songé à des coliques néphrétiques la coloration de ses urines ne nous y avait pas fait songer non plus, la
localisation iliaque du pus ne pouvait nous diriger de ce côté.

Ce n'est qu'en retrouvant un an après la malade encore fistu-
leuse que j'eus l'idée de penser à des calculs du rein pour expliquer cette persistance incroyable.

J'insiste, dit M. Chaput, encore sur la *difficulté de la recherche
et de l'extraction et sur l'immense secours que m'a donné la radiographie pour me diriger sur les deux calculs.*

Un nouvel examen radiographique fut pratiqué par M. Contremoulins après l'opération et cette fois l'épreuve fut négative.

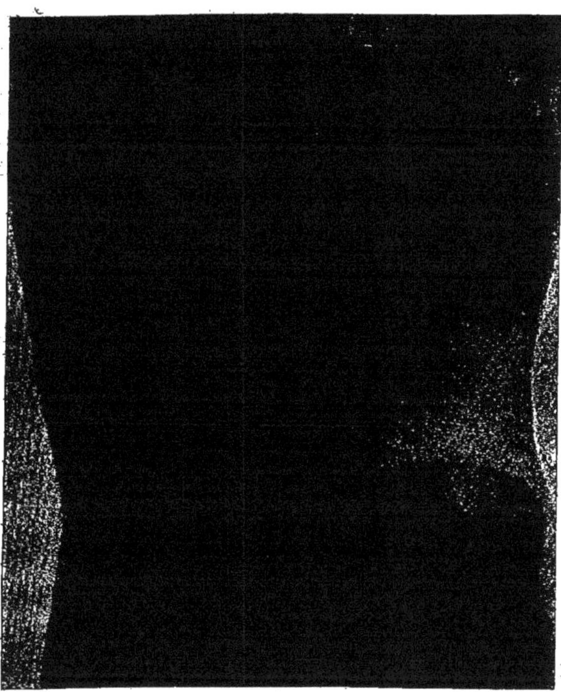

Fig. 7. (Obs. XI) présentée à la Soc. de chir., 16 avril 1902, par M. Routier.

C NAUD. — Éditeur.

OBSERVATION XI

Due à l'obligeance de M. le Dr ROUTIER, présentée à la
Société de Chirurgie, le 16 avril 1902.

Il s'agit d'un homme de 54 ans, jardinier, qui entre le 4 avril 1902, salle Le Fort, lit n° 8, à l'hôpital Necker, parce qu'il ressent de violentes douleurs dans le côté gauche.

Depuis 20 ans il souffre du rein gauche : les crises douloureuses sont irrégulières, apparaissant et disparaissant subitement, plus ou moins longues et toujours suivies d'expulsion de calculs urinaires.

Au mois de février dernier, après six mois de tranquillité, le malade est repris de ses crises, qui cette fois se reproduisent tous les jours. Ses urines troubles, rougeâtres, contiennent un peu d'albumine et quelques leucocytes.

A l'examen, M. le Dr Routier sent le rein très augmenté de volume et perçoit très nettement une « collision crépitante », due au choc des calculs entre eux. La région lombaire et tout l'hypocondre gauches sont très douloureux à la pression. Le malade, très affaibli, marche recourbé pour atténuer sa douleur.

Le 8 *avril* 1902, M. Contremoulins pratique la radiographie (cliché AB, 172, C^t 2 501) qui permet de voir nettement trois taches très volumineuses, superposées, et plusieurs plus petites ainsi qu'on peut le voir sur la figure ci-jointe (fig. 7). La première située entre les 11e et 12e côtes gauches, la 2e entre la 12e côte et le bord supérieur de la crête iliaque, et la 3e se prolongeant jusque dans la fosse iliaque. Toutes les trois ont à peu près le même volume ; elles sont environ grosses comme une petite orange.

M. Routier pratiqua la néphrectomie, trouva les 3 grosses masses et quelques petits calculs pesant ensemble 575 *grammes*. L'analyse chimique montra qu'il s'agissait de calculs composés de phosphate et de carbonate de chaux et de phosphates ammoniaco-magnésiens.

Le malade, cachectique déjà avant l'opération, mourut quelques jours plus tard, l'autre rein étant également atteint.

OBSERVATION XII (inédite).

Recueillie dans le service de M. le Pr GUYON.

Le 12 *mai* 1903, G. L...., 24 ans, journalier, entre salle Velpeau, lit n° 24, à l'hôpital Necker dans le service de M. le Pr Guyon, parce qu'il souffre dans la région lombaire.

Ce malade, quoique jeune, est déjà *un vieil urinaire*. Il a, en effet, été soigné à diverses reprises à la clinique de l'hôpital Necker. La première fois en août 1888, c'est-à-dire à 12 ans, il se fit une rupture traumatique de l'urètre, consécutive à une chute à califourchon sur le dossier d'un banc. On lui pratiqua une uréthrotomie externe, suivie de dilatation au beniqué. A sa sortie en septembre 1888 : beniqué 38.

En *novembre* 1890, ses urines deviennent troubles, et il se décide à entrer en janvier 1891 à Necker. On lui trouva une pyélite et un gros rein gauches. On lui fit une uréthrotomie interne, suivie de dilatation. Il sort de l'hôpital en novembre 1891.

En *juillet* 1893, il vient à la consultation présentant des troubles de la miction. On ne peut lui passer une bougie filiforme. Il refuse d'entrer et revient en novembre avec deux fistules périnéales, consécutives à deux abcès. Il refuse encore d'entrer à l'hôpital.

Le 16 *janvier* 1894, il entre. On ne peut lui passer une bougie filiforme et la boule exploratrice est arrêtée dans l'urètre au niveau de la fistule périnéale. Après diverses tentatives, dont une sous chloroforme, on ne put franchir le rétrécissement ; ce n'est que le 27 février, que M. Legueu introduisit une bougie filiforme par la plaie jusque dans la vessie et la fixa à demeure.

Le 1er *mars*, on rejoint les deux portions du canal et on lui met une sonde à demeure n° 12.

Le 6 *mars* 1894, il quitte le service. On lui ordonne de venir se faire dilater, ce qu'il ne fait pas régulièrement.

Le 20 *avril* 1900 il entre de nouveau avec des maux de reins. Dilatation beniqué : 34. A l'examen on trouve le rein gauche très augmenté de volume et abaissé. Polyurie trouble, 4 litres, sonde à demeure.

Le 11 *mai*, on enlève la sonde, il n'urine plus que 2 litres Son rein a beaucoup diminué. Il quitte l'hôpital le 14 mai 1900.

Le 21 *décembre* 1900. — Il rentre avec un rein gauche douloureux et augmenté de volume. Les urines sont troubles avec dépôt abondant. Il sort le 1ᵉʳ janvier 1901 et néglige de venir se faire dilater.

Le 11 *mai* 1903. — Il vient à la consultation souffrant dans la région lombaire, surtout à droite, on l'envoie à la radiographie (Cliché 4898. Cᵗ. E-36). Sur l'épreuve on voit à droite de la colonne lombaire, à 2 centimètres et demi des 2ᵉ et 3ᵉ vertèbres lombaires, une tache très floue, à contours estompés, de la dimension d'un œuf de pigeon.

Le 12 *mai* 1903. — Il entre de nouveau dans un état de cachexie avancée. Le lendemain, M. Guyon l'examine et trouve les deux reins douloureux, surtout le gauche. Les urines sont troubles. On lui met une sonde à demeure qu'il ne garde pas. On lui fait des piqûres de caféine et de sérum.

Le 17 *mai*. — Vomissements.

Le 20. — Mort.

M. Motz, préparateur du laboratoire, pratique l'autopsie et trouve dans le rein droit plusieurs petits calculs et un du volume d'un œuf de pigeon, coraliforme. Ce dernier était dans le bassinet et les autres disséminés dans les calices. Le rein gauche était rempli de pus.

L'analyse chimique ne fut pas faite, mais macroscopiquement les calculs semblaient composés de phosphate de chaux.

Au moment où nous remettons notre travail entre les mains de l'imprimeur, nous apprenons que M. le Dr Legueu, professeur agrégé, chargé du service de M. le Pr Guyon, a pratiqué une néphrolithotomie chez un malade sur lequel il fit auparavant une leçon clinique (1).

Il s'agit d'un jeune homme, âgé de 21 ans, coiffeur, entré le 14 mai 1903, salle Velpeau, lit n° 28, se plaignant de douleurs, parfois violentes dans la région lombaire droite avec irradiations vers les cuisses. Ses premières hématuries apparurent à l'âge de 12 ans.

Le 14 mai, à son entrée à l'hôpital Necker, il ressentait des douleurs d'une violence inouïe et marchait courbé dans le but de les atténuer. Il présentait également une hématurie abondante qui, dit-il, était plus accentuée après qu'avant la marche.

Il fut soigné dans différents services hospitaliers sans résultat, en particulier dans le service de M. Hayem, à Saint-Antoine, salle Belier, en septembre 1902, où nous remplissions alors les fonctions d'externe. On lui fit de la révulsion et on le mit au régime lacté, mais le diagnostic de calcul du rein ne fut pas fait.

Malgré les douleurs et les hématuries assez caractéristiques que présentait ce malade à son entrée, M. Legueu l'adressa à M. Contremoulins dans le but de confirmer le diagnostic de calcul du rein.

Le 15 mai, M. Contremoulins tira une épreuve (cliché 4918, C[t] X, 40) sur laquelle on voit une tache très nette, de la dimension de 1 franc et située à droite et à 3 centimètres de la 2ᵉ vertèbre lombaire et à un demi-centimètre de la 12ᵉ côte.

Le 3 juin, M. Legueu pratique une néphrolithotomie et extrait un calcul arrondi comme une bille qui, à l'analyse clinique, fut reconnu composé d'oxalate de chaux (?).

---

(1) LEGUEU. Leçon clinique, 3 juin 1903.

RÉSULTATS CLINIQUES

Avant d'interpréter une épreuve ou un cliché radiographique, il sera indispensable que le praticien, aidé du radiographe, éduque son œil et apprenne « à voir ». De même que l'artiste ne prend les pinceaux qu'après avoir étudié les effets déterminés par le mélange des différentes couleurs, de même le médecin, appelé à se prononcer sur une radiographie, devra connaître les diverses nuances que peuvent fournir les corps étrangers sur l'épreuve radiographique et, dans notre cas particulier, les calculs. Il faudra de plus qu'il sache qu'un organe peut projeter son ombre sur une autre et donner lieu à une tache qu'à première vue on prendrait pour un corps étranger. Dans le doute il devra sans hésiter recourir aux lumières du radiographe.

Il est aussi un point important, sur lequel nous ne saurions trop insister, c'est que le *cliché est toujours beaucoup plus net que l'épreuve* et par conséquent plus facile à interpréter que celle-ci. Donc toutes les fois qu'une épreuve ne sera pas suffisamment nette, il sera absolument indispensable de regarder le cliché. Que de fois des praticiens distingués, plus ou moins familiarisés avec la radiographie, n'ont-ils pas conclu, à la vue d'une épreuve excellente cependant, que les rayons X ne donnaient que des résultats très approximatifs, alors que le cliché montrait des taches aussi nettes que possible !

D'un autre côté, de ce qu'une épreuve est négative, il ne faut pas la considérer sans valeur, on devra au contraire lui attacher une grande importance. En effet, à moins qu'il s'agisse d'un calcul urique, nous pouvons conclure que probablement il n'existe pas de calcul dans le rein. Dans ce cas il faudra toujours faire plusieurs clichés à quelques jours d'intervalle. Il peut arriver qu'un petit calcul qui aura donné lieu à des crises néphrétiques avec ou sans anurie, s'engage dans le bassinet ou l'uretère et vienne tomber dans la vessie. Dans ces conditions, la ligne de conduite du chirurgien devra, il nous semble, être modi-fiée. Si la radiographie est négative, il sera prudent de retarder une intervention inutile. Donc, lorsque chez un malade, manifestement calculeux ou non, ayant eu des crises de coliques néphrétiques antérieures ou présen-tant certains signes de lithiase rénale, la radiographie donnera un résultat négatif, il sera indiqué d'attendre la fin de la crise, qui pourra se terminer par l'expulsion du corps étranger ayant occasionné la douleur.

Dans toutes les observations qui précèdent, nous retrouvons le signe fonctionnel *douleur* ; depuis un simple endolorissement, une douleur sourde (Obs. V et VI), jusqu'aux douleurs les plus violentes et les plus aiguës (Obs. I, VIII, IX, X et XI). Dans aucune, même dans celles, où la douleur s'est manifestée avec une violence et une acuité extrêmes, jamais elle n'a permis à elle seule

d'affirmer le diagnostic de calcul du rein. En général elle
a été accompagnée de troubles de la sécrétion rénale,
surtout d'hématuries, qui permirent de songer au diagnostic de lithiase rénale. Cependant plusieurs fois,
notamment dans les observations III, IX, X et XII, l'apparition du sang dans les urines a fait défaut. Dans un
seul cas (Obs. I) auquel nous pouvons ajouter celui qui a
fait l'objet de la clinique de M. Legueu, nous avons eu
l'hématurie typique, influencée par le mouvement et le
repos. En revanche, dans l'observation VII, la malade
rendit des urines sanguinolentes à un moment donné, ce
qu'on s'explique facilement aujourd'hui, malgré l'absence
de calculs dans son rein. Enfin, MM. Chaput et Lancereaux disent eux-mêmes, qu'étant donnée la coloration
des urines de leurs malades, ils n'auraient pas pensé à la
lithiase rénale.

Ajoutons à cela que la palpation, méthode par excel-
lence d'exploration du rein, fut pratiquée plusieurs fois
sans résultat (Obs. V et VI), alors que les malades étaient
porteurs de calculs. D'ailleurs l'augmentation de volume
du rein n'eût pas suffi pour conclure à la lithiase rénale ;
seule la sensation fournie par le frottement des calculs les
uns contre les autres nous eût permis de l'affirmer
(Obs. XI). Les causes de l'hypertrophie du rein sont trop
nombreuses ; hydronéphrose, tumeurs malignes, etc.,
pour qu'on puisse y attacher une grande valeur.

Il est facile de comprendre alors pourquoi, même en
présence de la *douleur lombaire* et de l'*hématurie,* on a pu
hésiter à porter le diagnostic de calcul rénal. Plusieurs de
nos malades, dira-t-on (Obs. II, III, IV et VII), avaient

déjà expulsé des calculs antérieurement! Ce sera pour nous une présomption ou plutôt un facteur, qui, dans les circonstances présentes, pourra guider le diagnostic, mais ne permettra jamais de l'affirmer. En effet, rien ne prouve, d'abord que les calculs expulsés venaient du rein, ensuite que s'ils venaient du rein, ils se soient reproduits.

Parmi les observations que nous publions, sauf dans l'observation 1 et surtout dans celle de M. Routier (Obs. XI), le diagnostic de lithiase rénale était loin de s'imposer. Aussi est-ce dans le but, non seulement de contrôler, mais surtout d'affirmer le diagnostic de calcul du rein, que les malades furent radiographiés.

Sur les douze observations que nous rapportons, neuf ont été recueillies dans le service de M. le Pr Guyon, à l'hôpital Necker. Parmi celles-ci, une seule a donné, à l'examen radiographique, un résultat négatif, une autre un résultat incertain. Les sept autres, ainsi que celles de MM. Lancereaux, Chaput et Routier, ont toutes donné un résultat positif, qui fut vérifié par l'opération ou l'autopsie.

Chaque fois que M. Contremoulins, dont la compétence est indiscutable, affirma la présence de calculs dans le rein, son opinion fut confirmée dans la suite.

Dans l'observation VII, dont l'épreuve radiographique est négative, il s'agit d'une femme accusant des accès de coliques néphrétiques multiples et ayant déjà expulsé plusieurs petits calculs de la grosseur d'un petit pois. On fit trois radiographies négatives à la suite desquelles M. le Dr Pasteau, chef de clinique, pratiqua une néphrotomie exploratrice sans résultat. Il est probable que cette malade fabriquait de petits calculs qui étaient expulsés dans la

vessie au fur et à mesure de leur production. Cette observation montre combien la radiographie peut nous donner
de précieux renseignements quand il s'agit de juger de
l'opportunité d'une intervention, même dite exploratrice.

Quant à l'observation *incertaine* (Obs. V), elle n'est pas
moins instructive que la précédente, d'autant plus qu'aucun
symptôme ne pouvait permettre d'affirmer un diagnostic.
Sur l'épreuve on voit une tache très floue, un peu plus
nette sur le cliché, ce qui permit à M. Contremoulins de
conclure affirmativement.

Par l'opération on extirpa en effet un calcul phosphatique, gris, friable.

Il est à remarquer que dans aucun cas, l'image radiographique n'a été due à un calcul composé exclusivement
d'*acide urique*. Ceux que nous trouvons le plus souvent
sont les phosphatiques, puis les carbonates et phosphates
et enfin les oxalates de chaux. Nous pouvons les résumer
ainsi :

5 calculs phosphatiques (Obs. I, II, III, V et XII);

3 calculs composés de phosphates et carbonates de
chaux (Obs. IX, X et XI);

1 calcul d'oxalate de chaux (Obs. VIII);

2 calculs indéterminés (Obs. IV et VI).

Dans la clinique que M. le P⁰ Guyon faisait le 22 janvier à Necker sur la sûreté des renseignements radiographiques obtenus dans son service, il insista sur ce fait
que dans tous les cas radiographiés jusqu'alors dans le
service il s'agissait de calculs phosphatiques. Cependant,
en nous présentant le malade dont nous reproduisons
l'histoire (Obs. VI), M. Guyon s'étonnait de la grande

netteté de l'épreuve radiographique. Ne serait-ce pas, nous disait-il, un calcul d'oxalate de chaux ? En effet malgré le petit volume du calcul nous avons une tache très foncée à contours bien limités (v. fig. 5). Ensuite, mettant en parallèle cette observation positive et d'une netteté remarquable, M. Guyon se posait la question suivante : l'absence de *toute tache calculeuse* chez la femme (Obs. VII), n'est-elle pas le fait d'un calcul urique ?

Si nous regardons « en bloc » les résultats cliniques dus aux épreuves radiographiques dont nous donnons quatre reproductions, nous verrons qu'ils ont été d'une certaine utilité au point de vue du diagnostic.

1° *Aspect des taches.* — Sur l'épreuve, l'aspect des taches est assez variable, tantôt ce sont des taches à contours assez nets et se détachant bien du fond (Obs. VIII et XI), tantôt ce sont des taches très *floues* (Obs. II, V et IX), plus noires que le fond, mais sans limites précises, à bords estompés. Ainsi, sur la radiographie du malade de M. Lancereaux, on a un bel exemple de taches à contours excessivement flous ; au contraire, sur celle du malade de M. Routier, on a les plus belles taches qu'on puisse avoir. Nous avons remarqué que si deux taches semblent réunies par une partie plus claire. ces taches sont toujours plus floues aux points d'insertion de cette partie.

Leur *coloration* varie du noir très intense au noir clair.

Il existe aussi un aspect spécial des taches très difficile à définir. Ce sont des taches qui sont comme ombrées, comparables à de petits nuages et qui paraissent dues à une pierre insuffisamment calcifiée. C'est ce que les radiographes appellent un *calcul en voie de formation*. Nous avons cet aspect au niveau de l'extrémité inférieure de la tache vue à travers l'épine iliaque dans laquelle elle se prolonge (Obs. de M. Routier). Mais alors on se trouve en présence de causes d'erreur, car, nous l'avons dit, le pus (une pyonéphrose, par exemple) donnera une image à peu près analogue. Cependant, dans l'observation VIII, malgré la présence de pus, nous avons vu sur l'image une ombre assez nette. Une pyonéphrose donnera une tache qui sera toujours très floue et n'aura jamais, quelle que soit l'épreuve, la netteté fournie par un calcul opaque.

2° *Dimension*. — Aussi variable que l'aspect, la dimension des taches est cependant souvent celle d'une pièce de o fr. 5o ou de 2 francs et 5 francs, rarement celle d'une mandarine (fig. 7). Quelquefois on l'a vue prendre les formes les plus bizarres, allongée en L renversée ⅂ (Obs. I), triangulaire comme chez le malade de l'observation VIII ou encore en forme de bonnet phrygien comme chez la malade de M. Chaput.

3° *Volume*. — Le volume peut être connu, mais le plus souvent d'une manière très approximative, sauf dans les cas, où il existe de grosses masses calculeuses (Obs. XI). Au contraire, si le calcul, même peu volumineux est composé d'une substance peu pénétrable aux rayons X (Obs. VIII); on aura une tache indiquant sensiblement le volume du calcul.

4° *Nombre*. — Le nombre des calculs est beaucoup plus difficile à connaître. En effet on se trouve le plus souvent en présence de calculs ramifiés. dont les prolongements plus ou moins volumineux à leurs extrémités offrent seuls un obstacle à la pénétration des rayons. Au contraire, les *ponts* réunissant les différentes ramifications étant moins volumineux ne fourniront aucune image radiographique (Obs. 1).

5° *Siège*. — Au point de vue de localisation des taches, il est à remarquer que la projection topographique répond presque toujours au corps des 2ᵉ et 3ᵉ vertèbres lombaires (Obs. II, III. IV, V, VI, VIII et XII).

Il peut arriver qu'on ait affaire à un rein mobile ou à un rein augmenté de volume et alors on aura des taches situées quelquefois très bas. Ainsi, dans l'observation XI, il existe une tache au niveau de la fosse iliaque gauche. C'est là une exception.

Une fois le diagnostic confirmé la connaissance du siège du calcul (Obs. I, VIII, IX, X, XI) est une des notions les plus importantes puisque grâce à elle le chirurgien a pu limiter son intervention au point indiqué par la tache radiographique.

Dans un seul cas (Obs. I), les taches sont nettement thoraciques et répondent à la 11ᵉ côte gauche. Dans l'observation VIII la tache est aussi très médiane en dedans de l'extrémité de l'apophyse transverse de la 2ᵉ vertèbre lombaire. Donc, quand la tache se trouve au niveau de la 3ᵉ vertèbre lombaire, cette situation paraît un peu basse par rapport à la position du rein, le pôle inférieur de cet organe descendant normalement jusqu'à la 2ᵉ vertèbre lombaire (Récamier). On pourrait croire qu'il y a erreur d'une vertèbre, mais pourquoi cette erreur ne tiendrait-elle pas à ce qu'on prend toujours comme point d'incidence le milieu de la ligne médiane allant de l'ombilic à l'appendice xyphoïde. Il en résulte que les rayons lumineux émanant du foyer de l'ampoule sont projetés obliquement sur le pôle inférieur du rein ; donc l'ombre fournie par le calcul se trouve projetée sur la plaque en dehors des limites du rein, c'est ainsi qu'il faut expliquer la présence de taches dans le thorax ou dans la fosse iliaque.

N'a-t-on pas éprouvé les mêmes difficultés dans la radiographie des fractures où l'on a fait de grossières erreurs d'interprétation ? Dans le but de localiser les lésions dans l'espace, on a fait plusieurs épreuves suivant des angles différents, mais sans obtenir de résultats absolument certains.

Dans la grande majorité des cas que nous publions, les taches sont toujours situées plus bas que les côtes et en dehors de la ligne du sommet des apophyses transverses. Nous sommes donc bien en présence de calculs du rein et non de calculs de l'uretère. En effet ce conduit naissant au niveau de la première vertèbre lombaire répond au point de vue topographique à la face antérieure des apophyses transverses des vertèbres lombaires.

Évidemment il peut toujours y avoir des causes d'erreur. En effet, on sait qu'à l'état normal les mouvements respiratoires modifient sans cesse la position des reins. Ajoutons à cela la présence dans le bassinet, autour des calculs, de liquides divers, urine, sang, pus, qui contribuent à modifier la pénétration des rayons. Enfin à l'état pathologique on peut se trouver en présence d'un rein mobile ou hypertrophié, ce qui rend plus difficile la localisation des taches.

En présence des résultats que nous venons de présenter, il nous est difficile de comprendre comment

M. Ch. Février (1) (de Nancy) n'a pu obtenir une image
avec un calcul pesant $3^{gr},11$, composé de phosphate bical-
cique et d'oxalate de calcium. Peut-être faut-il incriminer la
technique radiographique. L'auteur ne dit pas qu'on ait
pratiqué plusieurs examens radiographiques à quelques
jours d'intervalle, ce qui, dans la circonstance, eût été
indispensable pour en tirer des conclusions rigoureuses.

Sans doute dans l'observation de M. Routier, la radiographie ne fut pas d'une grande utilité pour établir le
diagnostic. A cela, nous répondrons, que d'abord il est
rare de voir de pareilles masses calculeuses, et qu'ensuite
dans ce cas particulier, la radiographie n'a pas été inutile
puisqu'elle a permis de connaître le volume, la dimension,
le nombre, et surtout le siège des calculs.

Certains auteurs disent avoir obtenu l'image de calculs
uriques, Léonard, de Philadelphie, entre autres, nous ne
voulons pas mettre en doute leur bonne foi, persuadé que
leurs conclusions résultent d'une erreur dans l'analyse chimique des calculs souvent très incomplète. « On se con-
tente de faire cette analyse sur une portion du calcul
obtenue par grattage, et si l'on trouve de l'acide urique
et que le calcul ait donné une image radiographique, on
conclut que l'acide urique laisse une trace de sa présence.
Il suffit pour éviter cette erreur de faire la *radiographie*
des calculs et l'on voit le *noyau* qui a fourni l'image »
(H. du Boistesselin) (2).

Jamais dans le laboratoire de M. Contremoulins, à

---

(1) *Loc. cit.*
(2) *Loc. cit.*

l'hôpital Necker, où il a été radiographié de nombreux calculeux, on n'a pu jusqu'ici obtenir une tache due à un calcul urique. Dans le but de lever tous les doutes on fit des expériences sur des cadavres dont les reins « littéralement farcis d'acide urique » furent radiographiés sans résultat. « Nous pouvons affirmer, dit M. du Boistesselin, que jusqu'à ce jour les calculs d'*acide urique pur* ne peuvent relever de l'examen radiographique. Peut-être par suite des modifications que l'on apportera à la technique opératoire, on pourra quelque jour les mettre en évidence (1). »

____

(1) Les urates, l'urate de soude en particulier, décelés par les rayons X au niveau des articulations métacarpiennes et métatarsiennes, ne peuvent l'être dans le rein à cause de la trop grande épaisseur des tissus à traverser.

CONCLUSIONS

I. — La radiographie permet, dans certains cas et dans des conditions déterminées, de faire le diagnostic des calculs du rein.

II. — Les calculs composés de carbonate, de phosphate ou d'oxalate de chaux donnent généralement, sur le cliché et même sur l'épreuve radiographique, des images assez nettes.

III. — Les calculs d'acide urique pur n'ont pu être décelés par les rayons X.

IV. — Lorsque chez un sujet présentant des symptômes de lithiase rénale, on obtient sur l'épreuve radiographique des taches au niveau de la région lombaire, on peut :

1° Savoir s'il s'agit bien d'un calcul du rein ;

2° En connaître d'une manière approximative le *volume*, la *dimension* ; savoir, s'il en existe plusieurs, quel en est le *nombre,* et même parfois en soupçonner la *nature*;

3° En déterminer à peu près le *siège*, renseignement très précieux, aussi bien au point de vue du diagnostic qu'au point de vue opératoire.

V. — En somme, c'est, ainsi que le dit M. le Pr Guyon, *le seul moyen qui, dans la recherche des calculs du rein, nous permette de substituer le jugement immédiat des sens à l'interprétation des symptômes.*

BIBLIOGRAPHIE

1896.

C.-M. Gariel. — Les recherches du P^r Rœntgen et la photographie à travers les corps opaques. In *Sem. médicale*, janvier 1896.

F. Guyon. — Recherche des calculs du rein par les rayons X. *Ann. des mal. des org. génito-urinaires*, 1896. Séance de l'Académie de médecine, 11 avril 1896.

D'Arsonval. — *Académie de médecine*, 2 juin 1896.

Macintyre. — *The Lancet*, 11 juillet 1896.

Morris (Amérique). — Effet des rayons X sur les diverses sortes de calculs urinaires du corps humain. *The Lancet*, 14 novembre 1896.

1897.

Laurie et John Léon. — *The Lancet*, 16 janvier 1897.

Rémy et Contremoulins. — Détermination de la situation d'un projectile. Comm. le 10 avril 1897, par M. Marey.

Kummel, Muller et Ringel, de Hambourg, Braatz, de Kœnisberg. — *XXVIe Cong. de la Soc. all. de chir.* tenu à Berlin, séance du 22 avril 1897.

Buguet et Gascard. — *Acad. de méd.*, 9 mai 1897. — *Presse médicale*, 19 mai 1897.

Doyen et Oudin. — *Acad. des sc.*, 8 juin 1897.

Léon Bonnet. — Ouv. du cours à l'École prat. de la Faculté de méd. *Indép. méd.*, 1897.

1898.

Dr Gaimard. — Examen des calculs et concrétions par les rayons X. *Thése*, Bordeaux, 12 janvier 1898.

Mc. Arthur (L.-L.). — X ray detection of stone in the kidney. — *Chicago M. Ricorder*, 1898, XIV, 129-131 et 155-157.

Bevan (A.-D.). — X ray detection of stone in the kidney. *Chicago M. Ricorder*, 1898, XIV, 197-199.

Ringel (de Hambourg). — Contribution au diagn. de la lithiase rénale par la radiographie. — *Centralbl. für chir.*, 10 décembre 1898, n° 49, p. 1217.

1899.

Albarran et Contremoulins. — *Acad. des sc.*, 10 et 17 juillet 1899.

Albarran. — Nouveaux procédés d'explorat. appliqués au diag. des calculs du rein. Phonendoscopie, cathétérisme des urétères et radiographie. *Ann. des chal. des org. génit. urin.*, 1899.

Abbe (R.). — Observation on the detection of smal renal calculi by the Rœntgen rays. *Ann. Surg. Phila.*, 1899, XXX, 178-191 (4 fig.).

Moullin (C. Mansell). — An adress on radiography with special reference to the deduction of renal calculi. *Lancet Lond.*, 1899, may I, n° 21, 1415-1417.

Lauenstein. — Extract. d'un calcul rénal composé de carb. de chaux et diagn. à l'aide de la radioscopie. *Deutsche Zeitschr. f. chir. L.*, 1-2, 1899.

Février (Ch.). — *XIIIe Congrès franç. de chir.* Paris, 21 octobre 1899.

Muller (de Berlin), Ringel (de Hambourg), Braatz (de Kœnisberg). — *XXVIIIe Cong. all. de chir.*, avril 1899.

1900.

Leonard (C.-L.). — The rœntgen ray diagnosis of renal calculus (Discus.). *Tr. Coll. Phila.*, 1900, 3 s., XXI (50-59 et 62-63).

Morton (T.-S.-K.). — The rœntgen ray diagnosis of renal calculus (Discus.). *Tr. Coll. Phys. Phila.*, 1900, 3 s., XXI (60).

Mitchell (J.-R.). — The rœntgen ray diagnosis of renal calculus (Discus.). *Tr. Coll. Phys. Phila.*, 1900, 3 s., XXI, 60-61.

Packard (F.-A.). — The rœntgen ray diagnosis of renal calculus (Discus). *Tr. Coll. Phys. Phila.*, 1900, 3 s., XXI, 61.

Taylord (W.-J.). — The rœntgen ray diagnosis of renal calculus (Discus.). *Tr. Coll. Phys. Phila.*, 3 s., XXI, 61.

Tyson (J.). — The rœntgen ray diagnosis of renal calculus (Discus.). *Tr. Coll. Phys. Phila.*, 1900, 3 s., XXI, 62.

Keen (W.-W.). — The rœntgen ray diagnosis of renal calculus (Discus.). *Tr. Coll. Phys. Phila.*, 1900, 3 s., XXI, 62.

Leonard (Ch.-L.). — The technique of the positive and negative diagnosis of ureteral and renal calculi by the and of the rœntgen rays. *Ann. Surg. Phila.*, 1900, XXXI, 163-179, 2 fig.

Bullit (J.-B.). — The use of the X rays in locating kidney stone. Louisville, mouth, 7. *M. a. S.*, 1900, VII, 170.

Chambliss. — Diagnosis of stone in the kidney (Discus.). *Denver. M. Times*, 1900, XX, 280-281.

Tuttle. — Diagnosis of stone in the kidney (Discus.). *Denver. M. Times*, 1900, XX, 281.

Sievers. — Diagnosis of stone in the kidney (Discus.). *Denver. M. Times*, 1900, XX, 281-282.

Niles (H.-D.). — Diag. of stone in the kidney (Discus.). *Denver M. Times*, 1900, XX, 275-280, et discus. 280-283.

Spelman. — Diagnosis of stone in the kidney (Discus.). *Denver. M. Times*, 1900, XX, 221.

Straeler (Ludwig). — Nephrolithiasis mit besonderer Berüchichtigung der Untersuchung durch Rœntgenstrahlen und Heilung durch Nephrotomia. *Inaug. Dissert.* Iéna, 1900, sept., 27 p.

Leonard (C.-L.). — The diagnosis of calculous disease of the kidney, ureters und bladder by the Rœntgen method. *Phila. Med. Journ.*, 1900, déc. 22, 1191-1193.

Debout d'Estrées, Bergonié (de Bordeaux). — *Société de méd. et chir. de Bordeaux*, 9 mars 1900.

1901.

Bevan (A.). — Diagnosis of stone in the kidney by the X rays and its treatment. *Ann. Surg. Phila.*, 1901, XXXIII, 239-246, 3 fig.

Leonard (C. Lestler). — The value of the rœentgen method of diagnosis in detecting and excluding renal and ureteral calculi. *Ann. Surg. Phila.*, 1901, XXXIII, 435-442.

— Diagnosis of calculous disease of the kidneys, ureters, and bladder by the Rœntgen method. *Indian M. Rec.* Calcutta, 1901, XX, 629-631.

Harrison (R.). — Notes on the color of renal and vesical stones relative to their detection by radiography. *Ann. J. Dermat. A. Gen. Urin. Dis.* Saint-Louis, 1901, V, 74-76.

Currie (O.-J.). — A Case of nephro lithotomy in which the diagnosis of renal calculus was confirmed by the X rays. *Lancet Lond.*, 1901, I, 1829.

Comas (C.), y Prio (A). — Consideraciones sobre un caso de calculo renal diagnosticado por los rayos Rontgen, 1901. *Rev. de Méd. y Cirurgia.* Barcelone, XV, 364-369.

1902.

Chaput. — Calculs du rein et psoïtis. Difficultés, diagnostic. Néphro-lithotomies. *Bull. et Mém. Soc. de chir. de Paris*, 1902, XXVIII, 476-478.

Routier, Bazy, Chaput. — *Soc. de chir.*, avril 1902.

Bardesco. — Radiographie pour calculs rénaux. *Bull. et Mém. Soc. de chir. de Bucarest*, 1902, V. 78-79.

Genota. — Radiographie pour calculs rénaux (Discussion). *Bull. et Mém. Soc. chir. de Bucarest*, 1902, V, 79.

Leonard (C.-L.). — The rœntgen method in the diagnosis of renal and ureteral calculi. *Med. New.* New-York, 1902, LXXX, 3o5-3o7.

Bierhoff (F.). — Contribution to the diagnosis of renal calculus. *Med. News.* New-York, 1902, LXXXI, 676-678.

Leonard (Ch.-L.). — The accuracy of the negative Rœntgen diagnosis in Case of suspected calculous nephritis and ure-thritis. *Phila. M. J.*, 1902, 222-224.

Taylor (James). — The use of X rays in the diagnosis of renal calculi. *Bristol. M. Chir. J.*, 1902, XX, 44-48, 4 fig.

Hayes (D.-J.). — The diagnosis of stone in the bladder, kidney and and ureter by the X ray, and some points on the treat-ment of the some. *Ann. J. Dermat. A. Genito Urin. Dis.* Saint-Louis, 1902, VI, 20-24, 2 fig.

Schaich (J.). — Ueber die Diagnose der Nierensteine. *Inaug. Dissert.* Freib., 1902, juin, n° 34.

Guiteras (R.). — The diagnosis and surgical treatment of nephrolithiasis from the vieupant of the general practitionner. *Buffalo M. J.*, 1902, n° 1, XLI, 709-732.

1903.

Béclère (A.). — La radiographie stéréoscopique des calculs uri-naires. *Presse médicale.* Paris, février 1903, 170-172, 1 fig.

H. du Boistesselin. — Diagnostic radiographique des calculs urinaires et biliaires. L'électrochimie. *Rev. mens.*, janvier 1903.

Legueu. — Leçon clinique du mercredi 3 juin 1903, à l'hôpita Necker.

TABLE DES MATIÈRES

Pages.

AVANT-PROPOS.

INTRODUCTION.   9

CHAPITRE I. — Signes du diagnostic de la lithiase rénale..   13

CHAPITRE II. — Historique (1º Phase expérimentale scientifique ; 2º Phase clinique).   28

CHAPITRE III. — Technique opératoire. Interprétation des images radiographiques.   46

CHAPITRE IV. — Observations et résultats cliniques.   54

CONCLUSIONS.   101

BIBLIOGRAPHIE.   103

CHARTRES. — IMPRIMERIE DURAND, RUE FULBERT.

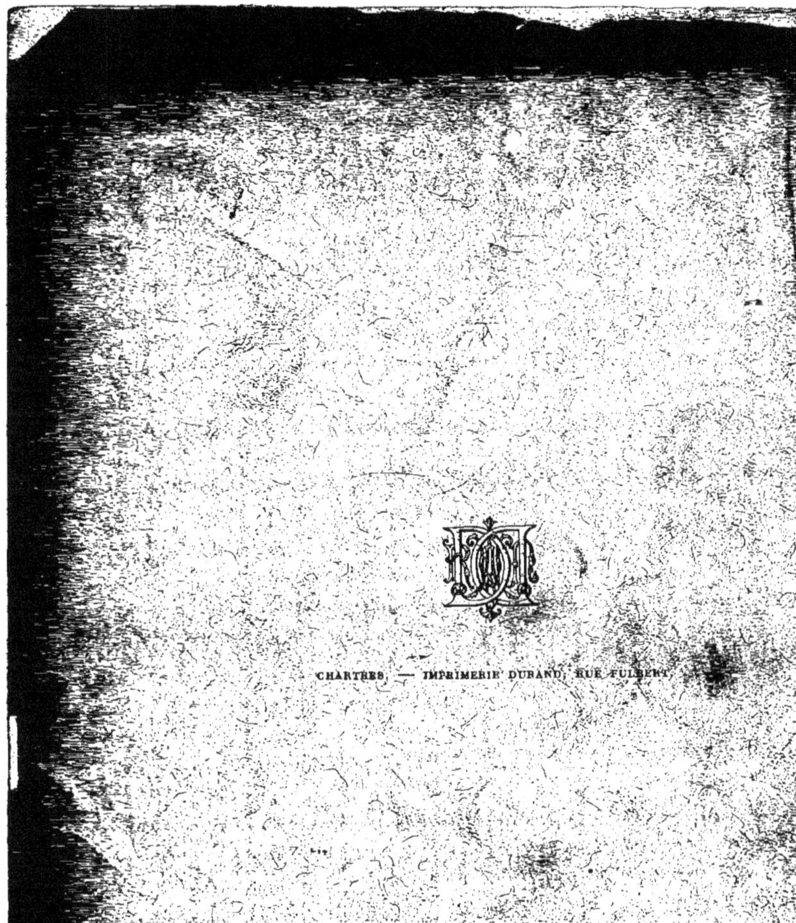

CHARTRES. — IMPRIMERIE DURAND, RUE FULBERT.